王旭高临证医案

清·王旭高 著

代金刚 李抒凝 点校

全国百佳图书出版单位

中国中医药出版社

·北 京·

图书在版编目（CIP）数据

王旭高临证医案 /（清）王旭高著；代金刚，李抒凝点校. -- 北京：中国中医药出版社，2025. 4.
（中医师承学堂）.
ISBN 978-7-5132-9398-3

Ⅰ. R249.49

中国国家版本馆 CIP 数据核字第 2025W1R651 号

中国中医药出版社出版

北京经济技术开发区科创十三街 31 号院二区 8 号楼
邮政编码　100176
传真　010-64405721
廊坊市佳艺印务有限公司印刷
各地新华书店经销

开本 710×1000　1/16　印张 15.5　字数 222 千字
2025 年 4 月第 1 版　2025 年 4 月第 1 次印刷
书号　ISBN 978－7－5132－9398－3

定价　64.00 元
网址　www.cptcm.com

服务热线　010-64405510
购书热线　010-89535836
维权打假　010-64405753

微信服务号　zgzyycbs
微商城网址　https://kdt.im/LIdUGr
官方微博　http://e.weibo.com/cptcm
天猫旗舰店网址　https://zgzyycbs.tmall.com

如有印装质量问题请与本社出版部联系（010-64405510）

校注说明

《王旭高临证医案》系清代名医王旭高所著。王旭高（1798—1862），名泰林，江苏无锡人，清代杰出医学家，毕生致力于医学研究，精研经典，医术精湛，辨证精准，用药得当。他创造性地提出治肝三十法，系统地归纳了肝病的多种治法，为后世医家治疗肝病提供了重要参考。在学术上，他的著作颇丰，如《西溪书屋夜话录》《医学刍言》等，对中医理论和实践的传承发展影响深远。其医案经后人整理成《王旭高临证医案》，具有极高的学术价值与临床指导意义。全书依循特定的分类体系编排，共计四卷，细分作二十六门。每一门类之下，均附有按语，这些按语大多以“渊按”作为显著标识，用以阐释相关医案的要点与精妙之处。其中，首卷收录了时疾病案，涵盖六个门类；第二卷与第三卷重点聚焦于内科病案，详细记录了十一个门类的丰富内容；第四卷则主要呈现杂病以及妇、儿、外科病的医案，包括九个门类，为各类病症的诊治思路与方法提供了全面且详实的参考范例。

现存的王旭高临证医案主要包含两部分：一部分是虞山方耕霞从老友刘石香处获得的；另一部分是江阴柳宝诒得到的少量《环溪草堂医案》。前者在清光绪戊戌年（公元1898年），由方耕霞整理，分为四卷，书中加入了按语，方耕霞还在书前作序后刊行于世，世称“倚云吟馆本”，也被称为“方本”。后者是柳宝诒将自己所得的少量医案，加入王氏晚年之作“顾卿本”，又获得方耕霞新刊本后，于光绪庚子年（公元 1900 年）刊行，依旧沿用原名，分为三卷，也就是世人所见的《柳选四家医案》中的《环溪草堂医案》。不过，“柳本”的大部分内容源自“方本”。

鉴于各版本各有长短，此次整理，以光绪戊戌年的“方本”作为底本，主要以无锡日升山房本（简称房本）和《珍本医书集成》本（简称《集成》本）作为主校本进行点校。

在整理过程中，遵循以下原则：

一、原书为繁体字竖排版，现统一转换为简体字横排版，以符合现代读者的阅读习惯。

二、原书中的繁体字、异体字，均直接改为通行简化字，不再另行出注，以保证文本的流畅性和简洁性。

三、原书的标点符号采用旧式标点，此次整理改为现代标点符号，使语句的停顿、语气等表达更加清晰准确，便于读者理解文意。

四、凡方药后之“右”字，按印刷横排要求，一律改作“上”。

点校者

2025 年 1 月 20 日

序

临证医案，非古也。古人视病不立案语，但书方药。自宋设医学科命题考试医生，取其学问高等者，入太医局。

自后医生诊病，相沿先立案语，后书方药，但随作随弃，无有辑之者。如宋之许知可、张季明，明之薛立斋、陈维宜、孙文垣，以及国初喻嘉言、徐大椿辈，虽有医案类，皆因治疗效验，笔诸于书，其文乃记事，非临证也。

良以病多转变，方难一定，恐泥学人眼目，故作者恝置之。然余谓医之有方案，犹名法家之有例案，文章家之有试牍。对病书方，因题立义，相对斯须，人之性命系焉，己之得失亦系焉。虽不足为根柢之学，而病者之情形，医者之学识心思，尽在于是。苟能溯其脉证，观其变化，奚啻与病者医者一堂共语，不大可触发手眼哉！故叶氏《临证指南》，海内风行。

然叶案语意高深，方多平淡，学人践其迹，未必入其室。因叶负一时重名，所视者非富贵膏粱，即病深气竭，贫贱初病者寥寥焉。盖气体不同，方法即异，读其书而得其用者鲜矣！余旧得无锡王泰林旭高先生方案二卷，爱而藏之，以篇页无多，未梓。更求二十余年，不可得。客春游梁溪访老友刘君石香，石香出十卷示余，云新得于李氏者。亟假归读之，其心思之敏，见识之超，清华而不高深，灵变而有矩，视叶案易于学步。且复诊甚多，前后推究，考其得失，尤足以资助学人。因并余所藏者，去其重复，合而选之。间有字句冗沓率意处，略为删整，根据类编次，分二十六门。每门附以拙论，略见大意。其有精警与未惬意者，复随案指出，正之有道，非敢有意毁誉也。原书十卷，约得五六，厘为四卷，命儿辈录出，不敢自私，付之梓人，以公同学焉。

光绪二十三年丁酉孟春耕霞方氏序于倚云吟馆

目　录

卷一

卷二

卷三

卷四

卷 一

温 邪

某 久患三疟未愈，劳力更感风温，而发时证。及今八日，壮热烦躁，汗不能出，疹不能透，热郁蒸痰，神糊呓语，两胁疼痛，难以转侧，胸闷气粗，动则欲厥。所以然者，邪热与瘀伤混合，痰浊与气血交阻，莫能分解，以致扰乱神明，渐有昏喘之险。

豆豉五钱 苏梗一钱 郁金一钱 赤茯神三钱 连翘三钱 丹皮钱半 当归三钱 杏仁三钱 天竺黄钱半 木通一钱 猩绛七分 菖蒲五分 青葱枇杷叶

渊按：郁金、杏仁解气郁，当归、葱、猩解血郁，豆豉、苏梗从里达表，尤宜佐黄芩、鲜地等以解热郁。否则热不解而诸郁亦不开，热蒸痰阻，陷入胞络易易。

宋 湿温过候，斑疹并见，心胸烦懊，神识模糊，脉数混混而不清，舌心苔干而不腻，湿蕴化热，热渐化燥。

气粗短促，目赤耳聋，阴精下亏，风阳上亢。

虑其内陷昏痉，拟生津达邪，兼芳香逐秽。

鲜斛 淡豆豉 竹茹 连翘 橘红 赤苓 天竺黄 黑栀 菖蒲 郁金 羚羊 陈胆星 牛黄清心丸五分 加犀黄三厘

又 湿温邪在太阴、阳明，湿胜于热，太阴为多；热胜于湿，阳明为甚。

日晡烦躁，阳明旺时也。

口虽渴，苔仍白腻，乃湿蕴化热，余湿犹滞，气火熏蒸，蒙蔽清窍，故斑疹虽透而神识时糊，脉沉小而数疾，皆邪郁不达之象。

倘若热甚风动变劲，便难措手。

半夏　赤苓　鲜斛　连翘　川连姜汁炒　菖蒲　通草　豆豉　郁金　益元散　竹茹　茅根　黑栀

渊按：宜参凉膈散缓缓通下，不致下文化燥内陷耳。盖湿温虽不可早下，而热胜夹滞者，不下则热邪夹滞不去，湿邪亦从热化燥化火也。

又 湿温旬日，脉数较大于昨，热势较盛于前，所谓数则烦心，大为病进，并非阴转为阳，自内达外之象。

舌苔白厚，上罩微灰，面红目赤，阳盛之征；头昏耳聋，阴虚之象；小溲窒塞，气化不及也。

当生津以彻热，利窍以化湿。

救阴不在肾，而在生胃津，去湿不可燥，而在通小便。盖汗生于津，津充汗出而热解；小肠为心之腑，小便通利，心火降而神清。

羚羊角　赤苓　菖蒲　竺黄　泽泻　益元散　知母　鲜斛　通草　竹叶　鲜薄荷根

另：用珠子五分，血珀五分，为末，调服。

渊按：名言傥论，勿草草读过。

又 湿热郁蒸，如烟如雾，神识沉迷，脉时躁时静，静则神倦若寐，躁则起坐如狂，邪内陷矣。虽便不通，而腹鸣不满，肠胃不实，其粪必溏，未可骤攻下之。

大凡温邪时症，验舌为先。今尖苔白，上罩微霉，邪在营气之交。

叶氏云：邪乍入营，犹可透热，仍转气分而解，如犀、羚、元、翘等是也。

从此立方，参以芳香宣窍。

犀角　羚羊角　鲜斛　竺黄　元参　连翘　益元散　赤苓　竹茹　至宝丹一粒

又　前方加鲜地、瓜蒌仁、枳实。

又　舌黑而干，湿已化燥。频转屎气，脘腹按痛，邪聚阳明。肠胃已实，当商通腑。但小便自遗，肾气虚也。

正虚邪实，津枯火炽，唯有泻南补北，勉进黄龙汤法。

鲜地　人参　生军　元参　元明粉　菖蒲　竺黄　连翘　竹叶　甘蔗汁代水煎药

渊按：蔗汁生饮最妙。代水煎药，不但腻膈，且失凉润之性矣。

又　下后舌黑稍退，而脉反洪大，神识仍昏，阳明火旺也。清阳明燔灼之火，救少阴涸竭之阴，用景岳玉女煎。

鲜地　元参　鲜斛　知母　竺黄　麦冬　石膏　竹叶　芦根　蔗汁一杯冲

又　津回舌润，固属休征；风动头摇，仍为忌款。温邪虽退，元气大虚，虚风上扰不息，又防眩晕厥脱。

今当扶正息风，参以生津和胃。

生洋参　钩钩　天麻　茯神　制半夏　石决明　秫米　陈皮　麦冬　竹茹　甘蔗皮

渊按：热滞虽从下而松，肝家阴液早为燥火所伤，故见证如此，迟下之累也。

胡 素有肝胃病，适夹湿温，七日汗解，八日复热，舌灰唇焦，齿板口渴，欲得热饮，右脉洪大数疾，左亦弦数，脘中仍痛，经事适来。

静思其故，请明析之。

夫肝胃乃腹中一脏一腑，木乘土则气郁而痛。若不夹邪，安得寒热?

即有寒热，断无大热。以此为辨也。

又询大便坚硬而黑，是肠胃有实热，所谓燥屎也。

考胃气痛门无燥屎症，唯瘀血痛门有便血，然此症无发狂妄喜之状，则断乎非蓄血，此又一辨也。

渴喜热饮，疑其为寒，似矣。

不知湿与热合，热处湿中，湿居热外，必饮热汤而湿乃开，胸中乃快，与阴寒假热不同。

再合脉与唇，其属湿温夹积无疑。

《伤寒大白》云：唇焦为食积。此言诸书不载，可云高出前古。

豆豉　郁金　延胡　山栀　香附　赤苓　连翘　竹茹　蒌皮

外用葱头十四个，盐一杯，炒热，熨痛处。

按：病本湿温夹食，交候战汗而解，少顷复热，为一忌。

汗出而脉躁疾者，又一忌。

适值经来，恐热邪陷入血室，从此滋变，亦一忌。

故用豆豉以解肌，黑栀以清里，一宣一泄，祛表里之客邪。

延胡索通血中气滞、气中血滞，兼治上下诸痛。

郁金苦泄以散肝郁，香附辛散以利诸气，二味合治妇人经脉之逆行，即可杜热入血室之大患。

瓜蒌通腑，赤苓利湿。加竹茹、连翘，一以开胃气之郁，一以治上焦之烦。

外用葱、盐热熨，即古人摩按之法，相赞成功。

渊按：此虽有食积，亦不可下。

以胸痞脘痛，渴喜热饮，中焦湿饮郁遏不开，寒热错杂，阳明之气失于顺降，若遽下之，轻则痞膈，重即结胸矣。

同一湿温夹滞，其不同有如此者。

又 服药后大便一次，色黑如栗者数枚，兼带溏粪，脘痛大减，舌霉、唇焦俱少退，原为美事。

唯脉数大者变为虚小无力，心中觉空，是邪减正虚之象，防神糊痉厥等变。

今方九日，延过两候乃吉。

香豉　青蒿　沙参　赤芍　川贝　郁金　黑栀　竹茹　稻叶金橘饼

渊按：大便通而痛减，乃葱、盐按摩之功也。

葱能通气，咸能顺下，阳明之气得通，胃气自然下降；胃气通降，大便无有不通者。

夫便犹舟也，气犹水也，水流顺畅，舟无停滞之理。

若但知苦寒攻下，不明中气之逆顺，是塞流以行舟耳！

秦 温邪十二日，斑疹遍透，神识仍糊；大便屡行，齿垢未脱。

舌尖红，中心焦，阴津灼也。左脉大，右脉小，元气弱也。

昨投清泄芳开，是从邪面着笔；今诊脉神委顿，当从元气推求。

要知温属阳邪，始终务存津液；胃为阳土，到底宜济甘凉。

所虑液涸动风，易生痉厥之变；胃虚气逆，每致呃忒之虞耳。

羚羊角　沙参　生草　竺黄　菖蒲　鲜石斛　犀角　元参　洋参　泽泻　茯神　芦根　蔗汁

另用濂珠粉三分，上血珀末三分，开水调服。

又 昨用甘寒生津扶正，病势无增无减。

然小便得通，亦气化津回之兆也。

症交十三日，是谓过经，乃邪正胜负关头。

从此津液渐回，神气渐清，便是邪退之机。

从此而津液不回，神糊益甚，便是邪进之局。

正胜邪则生，邪胜正则重。

仍以生津救液，冀其应手。

羚羊鲜　鲜斛　沙参　洋参　麦冬　泽泻　赤苓　元参　蔗汁　芦根　珠黄散

又加知母、川贝。

又　甘寒清润，固足生津，亦能滋湿。

向之舌绛干焦者，今转白腻，口多白沫，是胃浊上泛也。

小便由于气化，湿滞中焦，气机不畅，三焦失于输化，故不饥，不思纳，小便不利也。

法宜宣畅三焦。

豆卷　赤苓　猪苓　泽泻　生苡仁　杏仁　通草　竹茹　陈皮　半夏曲　谷芽　血珀五分研末冲服

渊按：帆随湘转，妙于转环。

脾肾阳气素虚，阳邪一化，阴湿即来。

在脉神委顿时早防之，庶免此日波变，然不料其变之如是速耳。

古方大豆卷治筋挛湿痹，苏地用麻黄汤浸，借以发汗，与此症总不相宜。

又　瘀热蓄于下焦，膀胱气痹不化，少腹硬满，小溲不利。

下既不通，必反上逆，恐生喘呃之变。

开上、疏中、渗下，俾得三焦宣畅，决渎流通。

紫菀　杏仁　桔梗　川朴　陈皮　赤苓　猪苓　泽泻　苏梗　血珀　通草

又照方加参须五分，煎汤调下血珀五分。

外用田螺二枚，葱白一握，桃仁三钱，曲少许，麝香五厘，肉桂五分，合打烂，炖温，敷脐下关元穴。

又 温邪甫退，少腹板硬，膀胱气化无权。昨议疏泄三焦，小便仍不畅。

今少腹硬满过脐，其大如盘，按之不痛，脉沉小，舌白腻，身无热，口不渴，所谓上热方除，中寒复起是也。

夫膀胱与肾相表里，膀胱气化赖肾中阳气蒸腾。

肾阳不足，膀胱水气凝而为瘕，须防犯胃冲心，呃厥等变。

急急温肾通阳泄水，犹恐莫及。

肉桂五苓散，送下金匮肾气丸三钱。

渊按：须此方解下焦之围，再佐葱、盐按摩更妙。

又 通阳泄水，与病相投，虽未大减，已奏小效。腹中觉冷，中阳衰弱显然。

照方加木香、炮姜。

尤症交十二日，目赤耳聋，舌白烦渴，脉洪大而汗出。

当辛凉以彻气分之热邪，甘凉以救肺胃之津液。

北沙参　麦冬　知母　竺黄　元参　生石膏薄荷同打　滑石　竹叶　芦根

又 目张不语而神慧，与汤则咽，身能转侧，舌苔灰白，脉形洪滑。

并非邪闭心包，乃肝阳夹痰火，阻塞清明之府。

勿再芳香开达，开则邪反内陷矣。慎之！

羚羊角　川贝　郁金　茯苓　胆星　石决明　远志　鲜斛　竹油

姜汁　北沙参

渊按：清火息风，豁痰通窍，丝丝入扣。

唯沙参可斟酌，以其补肺也。

舌苔灰白，痰火征兆。

又　目张不语，多汗脉大。阳盛阴虚，防其厥脱。急救其阴，希图万一。

生洋参　石决明　沙参　茯神　麦冬　川贝　五味子

又　目已能合，口已能言，但舌謇而言涩。

汗多稍收，脉大稍敛，似有一线生机。

所嫌两臂动强，恐其发痉。

拟存阴息风法。

羚羊角　鲜地　生地　洋参　沙参　石决明　麦冬　钩钩　蔗汁

渊按：几乎类中。大抵平素肺肾阴气不足，肝阳有余，年过四十者，每有是证。

华　温邪八日，神识模糊，斑色红紫，脘腹拒按，结热旁流，舌红干燥，目赤唇焦，而又肤冷汗出，脉伏如无。邪热内闭，阴津外泄，颇有内闭外脱之虑。勉进黄龙汤法。

大生地　参须　生军　枳实　连翘　天竺黄　元参　菖蒲　鲜斛

渊按：肤冷、汗出、脉伏，非虚象，乃闭象也，从斑色红紫上看出。参须可斟酌。

某　久病元气未复，又感湿温，已逾旬日。

解表、疏中、通下之药，皆已服过。

现脉仍数，舌白腻，头汗多，身热不解，咳嗽不扬，小溲不爽。

且以分泄三焦，再看转机。

豆卷　杏仁　赤苓　腹皮　川朴　桔梗　蒌皮　苏梗　泽泻　滑石　通草

高　舌白，口渴，咽痛。

湿温化热，症方四日。

年高正虚，势防战汗。

冀其无变为佳。

薄荷　桔梗　射干　滑石　牛蒡子　橘红　杏仁　枳壳　蔻仁　芦根

又　温邪夹积化燥。昨服药后战汗不透，大热虽减，里热仍炽。舌霉边白，脉形不显。高年恐其内陷。

大力子　香豉　鲜斛　连翘　黑栀　薄荷根　滑石　枳实

又　胸脘板痛拒按，此属结胸。

舌心燥边白，此夹痰水、夹气积。

症交七日，温邪内伏，将燥未燥，将陷未陷。

昨午投生津达邪一剂，今结胸症已具，势不容缓，再进小陷胸法。

川连　半夏　枳实　蒌仁　香豉　黑栀

渊按：仲景小陷胸以枳实佐川连，瓜蒌佐半夏，苦泄辛润，开中焦之痞，以化痰水热邪。

方名陷胸，与诸泻心汤出入，并非下剂。

今人以蒌、枳为通腑之药，殊属可笑。

顾　温邪得食则复。

舌心尖焦黄而干，边苔白腻，心胸痞闷，此夹积、夹气、夹痰、夹水。

大便已十二日不通，其势不得不下。

半夏　茯苓　泽泻　川连　枳实　川朴　蒌仁　大黄　元明粉

杨　胸闷头痛，寒热往来，邪在少阳。

有汗而热不解，是伤于风也。

舌薄白，边色干红。

阴亏之体，邪未外达，而津液暗伤，渐有化燥之象。

症交七日，中脘拒按，似欲大便而不得出，少阳之邪传及阳明，胃家将燥实矣，防其谵语。

拟少阳、阳明两解法。

柴胡　淡芩　半夏　枳实　甘草　香豉　黑栀　蒌仁　桔梗　滚痰丸钱半

渊按：从大柴胡、陷胸变化，不用大黄、黄连，以阴亏液伤，拒按在中脘，不在大腹也。借滚痰丸以微通之，心灵手敏。

又　得汗得便，邪有松机，是以胸闷、心跳、烦躁等症悉除，而头痛略减也。

虽自觉虚馁，未便多进谷食，亦未可就进补剂，但和其胃、化其邪可耳。

香豉　豆卷　半夏　川贝　赤苓　陈皮　郁金　川斛　通草　竹茹

又　用和胃化邪法，一剂颇安，二剂反剧。

良以畏虚多进谷食，留恋其邪，不能宣化，郁于心胸之间，湿蕴生痰，热蒸灼液，烦躁，恶心，错语，两手寸关脉细滑数，两尺少神，舌边干红，心苔黄腻，皆将燥未燥，将陷未陷之象。

拟导赤、泻心各半法，生津化浊，和胃清心。

犀角　川连　鲜斛　枳实　半夏　赤苓　连翘　黑栀　橘红　生甘

草　通草　郁金　竹茹　芦根

万氏牛黄清心丸五分

渊按：阳明痰热未清，遽进谷食，致有下文如是大变。宜仿仲景食复法，佐大黄以微下之。

又　症交十三日，身热不扬，神昏，舌短苔霉。

邪入膻中，闭而不达。

急急清泄芳开，希冀转机。

犀角　连翘　枳实　竺黄　芦根　菖蒲　黑膏　牛蒡　元参　薄荷根　郁金　鲜斛

紫雪丹五分，另调服。

又　神情呼唤稍清，语仍不出，邪欲达而不达。

胸胁红点稍现，迹稀不显，斑欲透而不透。

口臭便秘，时觉矢气，阳明燥实复聚。

舌短心焦边绛，膻中之火方炽。

芳开清泄之中，参以生津荡实。

前方加沙参、细生地、磨大黄。

又　口臭喷人，胃火极盛。

斑疹虽见，透而未足。

目赤神糊，脉洪口渴。

急急化斑为要。

古法化斑以白虎为主，今仍参以犀地清营解毒，再复存阴玉女煎。

犀角　黑膏　麦冬　竺黄　大生地　知母　沙参　洋参　菖蒲　人中黄　芦根　石膏薄荷打

渊按：前方未知下否，若未通，可再下之，所谓急下以存阴也。

有犀地、白虎清营救液，见证有实无虚，不妨放胆。

又 目能识人，舌能出口，症渐有生机。当大剂存阴，冀其津回乃吉。

大生地　鲜石斛　麦冬　洋参　元参　生甘草　鲜生地　石膏　犀角　沙参　蔗汁

又 黑苔剥落，舌质深红，阴津大伤，燥火未退，左脉细小，右脉洪大，是其征也。

际此阴伤火旺，少阴不足，阳明有余，唯景岳玉女煎最合，一面存阴，一面泻火。

守过三候，其阴当复。

鲜生地　生石膏　元参　洋参　大生地　黑山栀　生甘草　知母　沙参　连翘　芦根

渊按：右脉洪大，阳明热结夹滞显然。

又 频转屎气，咽喉干燥，燥则语不出声。此阳明火势熏蒸，津不上承。重救其阴，兼通其腑，再商。

大生地　鲜生地　麦冬　生军　海参　北沙参　生甘草　元参　元明粉

渊按：从前欠下，尚是实热见象，海参嫌腻膈。

又 下后液未回，急当养阴醒胃。

生洋参　茯苓　橘红　麦冬　蔗皮　大生地　石斛　沙参　元参　谷芽

又 耳聋无闻，舌干难掉，阴津大伤。用复脉法。

大生地　麦冬　元参　洋参　阿胶川连三分，拌炒　生甘草　鸡子黄

又 迭进滋阴大剂，生津则有余，泻火则不足。

今交三候，齿垢退而复起，神识已清，非阴之不复，乃燥火未清耳。

今当法取轻灵。

洋参　枳壳　川贝　橘红　赤苓　枣仁猪胆汁炒　川连

雪羹汤煎。

又 诸恙向安。每啜稀粥，必汗沾濡，非虚也，乃津液复而营气敷布周流也。

小溲涩痛，余火未清，唯宜清化。

冬瓜子　鲜石斛　通草　黑栀　生谷芽　甜杏仁　甘草梢

又 病退，日间安静，至夜发热神昏，乃余热留于营分也。

小溲热痛，心火下趋小肠。

仿病后遗热例，用百合知母滑石汤合导赤散。

木通　草梢　竹叶　知母　鲜生地　滑石　百合

泉水煎服。

范 阴虚夹湿之体，感受时令风温，初起背微恶寒，头略胀痛，欲咳不爽，发热不扬，舌白腻，大便溏。

峻投消散，暗劫胃津，以至饥不欲食，嗜卧神糊，呃忒断连，斑疹隐约。

症方八日，势涉危机。阅周先生方，洵尽美善，僭加甘草一味以和之，具生津补中之力，

未始非赞襄之一助也。

若云甘能滋湿，甘能满中，孰不知之？

须知苔薄光滑，胸不满而知饥，乃无形湿热，已有中虚之象，此叶氏所以深戒苦辛消克之剂，幸知者察焉！

牛蒡子　前胡　橘红　竺黄　郁金　刀豆子　桔梗　神曲　菖蒲　连翘　薄荷叶　竹茹　甘草　枇杷叶

渊按：此痰呃也。中虚夹痰，胃气通降不顺所致。

又　症逾旬日，系温邪夹湿，病在气营之交。

苔白腻而边红，疹点透而不爽，寐则谵语，寤则神清，呃声徐而未除，脉象软而小数。

周先生清营泄卫，理气化浊，恰如其分。

羚羊角　连翘　竺黄　川连　橘红　牛蒡子　半夏　丁香　柿蒂　竹茹　薄荷根　通草　茅根

渊按：寐昏寤明，痰火阻塞上中焦显然。方较上首好。

又　热处湿中，神蒙嗜卧，呼之则清，语言了了，舌白腻，脉软数。

知非邪陷膻中，乃湿热深漫于上焦，肺气失宣布耳。

呃尚未除，胃浊未化。

拟从肺胃立法。

射干　杏仁　郁金　橘红　代赭石　川贝　沙参　桔梗　通草　旋覆花　茅根　冬瓜子

渊按：开肺降胃，更为得旨，所以呃除神清。

又　呃除，苔稍化，欲咳不扬。仍从前法加减。

前方去代赭石，加蛤壳、赤苓。

又　去旋覆花、射干、桔梗，加豆卷。

又　便泄数次，黏腻垢污。

胃浊以下行为顺，故连日沉迷嗜卧，昨宵便惺惺少寐，且屡起更衣，愈觉神烦倦乏耳。

今便泄未止，舌苔仍白，身热已和，酒客中虚湿胜。

拟和中化浊，仿子和甘露饮。

生洋参　于术　赤苓　泽泻　滑石　鸡距子　广藿　木香　葛花　橘红　通草　竹茹

渊按：痰从便去，热亦随之，中焦之浊清，上焦之热亦降，故诸恙若失，转惺惺少寐耳。

然苔未化，余湿未清，脾胃转运未复也，不可早补。

又　病已退，湿未楚。前方加减。

前方加参须、于术、神曲、谷芽。

孙　温邪袭肺，肺失清肃，湿夹热而生痰，火载气而逆上，喘息痰嘶，舌干口腻。

昨日之脉据云弦硬，现诊脉象小而涩数。

阴津暗伤，元气渐馁，颇有喘汗厥脱之虑。

夫温邪为病，隶乎手经，肺胃位高，治宜清肃。

痰随气涌，化痰以降气为先；气因火逆，降气以清肃为要。

姑拟一方，备候高明酌夺。

鲜石斛　射干　杏仁　象贝　沙参　苏子　桑皮　沉香　芦根　竹油冲服　冬瓜子　枇杷叶　姜汁

渊按：议论明晰，最宜学步。

方中沉香易黄芩则善矣。

盖热化肺清，不患不降，凡诸清肺药皆能降气，沉香属木，降肝不降肺耳。

黄　舌干而绛，齿燥唇焦，痰气喘粗，脉象细数。

无形邪热熏蒸于膻中，有形痰浊阻塞于肺胃，而又津枯液燥，正气内亏，恐有厥脱之变。

拟化痰涤热治其标，扶正生津救其本，必得痰喘平、神气清，庶几可图。

羚羊角　旋覆花　葶苈　杏仁　川贝　鲜石斛　元参　茅根　竹油　沉香　代赭石　苏子　姜汁　枇杷叶　滚痰丸三钱，人参汤送下。

又　头汗淋沥，痰喘不止，脉形洪大，面色青晦，舌红干涸，齿板唇焦。

此少阴阴津不足，阳明邪火有余，火载气而上逆，肺失降而为喘，症势危险，深虑厥脱。

勉拟救少阴之津，清阳明之火，益气以敛其汗，保肺以定其喘，转辗图维，冀其应手乃妙。

大生地海浮石拌捣　洋参　牛膝　五味子　石膏　桑皮　川贝　炙甘草　麦冬　人参一钱，另煎，冲

陈粳米煎汤代水。

渊按：脉形洪大，合之头汗面青，上实下虚大著。

从补下纳气之中，想出清热救津之法，故能应手。

人参、石膏、粳米救肺清热，亦所以救肾也。

又　汗稍收，喘稍平，脉大稍软，但气仍急促，心中烦躁，舌红干涸，齿垢唇焦。

津液犹未回，虚阳犹未息，上逆之气犹未降，虽逾险岭，未涉坦途。

今少腹似有透之象，是亦邪之出路。

仍拟救少阴，清阳明，再望转机。

大生地蛤粉炒　洋参　沙参　元参　麦冬　鲜生地　牛膝　通草　豆

卷　五味子　竹叶　枇杷叶

陈粳米煎汤代水。

渊按：前方应手，此即头头是道。

通草、豆卷淡渗泄表，恐其耗津，不必虑邪之不去，津气回而邪自不容矣。

又　阴津稍回，气火未平。仍宜步步小心，勿致变端为幸。

大生地　洋参　沙参　元参　泽泻　麦冬　天竺黄　鲜石斛　石决明　茯神　芦根

张　温邪两候不解，脉形洪大中空，神昏蒙而如醉，舌淡红而无苔。

与汤亦不却，不与亦不讨。

呓语如呢喃，叮咛重复道。

昨日用芳开，神情略觉好。

然凭症而论之，乃津枯而液燥。

是必甘寒润燥生津液，俾得气化津回方保吉。

大生地　鲜石斛　沙参　茯苓　麦冬　羚羊角　鲜生地　竺黄　甘蔗汁　芦根尖

渊按：案语清华，方法简洁，非学识兼到者不能。

许　温邪内蕴，痰浊上泛，壮热无汗，神识模糊，气逆痰多，舌腻尖红，大便不通，势防厥脱。

羚羊角　葶苈　杏仁　川贝　竺黄　黑山栀　蒌仁　枳实　豆豉

菖蒲滚痰丸三钱此方效。

渊按：实热夹痰，滚痰丸甚合，煎方亦好。

吴 温邪五日，舌苔干黄，壮热无汗，胸腹板满硬痛，手不可近，此属结胸。烦躁气喘，口吐涎沫，防其喘厥。

黑山栀　豆豉　蒌仁　川连　杏仁　生大黄　葶苈　柴胡　枳实　淡芩　元明粉　皂荚子

凡结胸症烦躁气促者死。此方是大柴胡汤、大小陷胸、栀豉合剂。

渊按：烦躁无汗而有气喘者，柴胡不可用。用柴胡仍蹈前人治伤寒之故辙也。幸有硝、黄、连、杏主持其间，否则坏矣。

又 下后结胸之硬满已消，而烦躁昏狂略无定刻，舌苔干燥，渴欲凉饮，壮热无汗，邪气犹在气分。

以苦辛寒清里达表，冀其战汗无变为妙。

幸其壮热无汗，可冀战汗；若汗出而仍壮热，则内陷矣。

三黄石膏汤、鸡苏散与栀豉合剂。

又 战而得汗，脉静身凉，邪已解矣。

舌黄未去，胃中余浊未清，尚宜和化。

川贝　赤苓　豆豉炒　连翘　黑山栀　通草　滑石　枳壳炒　竹茹

凡战汗后脉静身凉，用方大法不外乎此。

严 病后元气未复，温邪乘虚窃发。

初起即便壮热神糊，舌干，肩膊胁肋疼痛。

今方二日，邪未宣达，已见津涸之象，其为重候可知。

当此论治，是宜达邪以解其表。

然叶氏云：初起舌即干，神略糊者，且急养正，微加透邪之药。

若昏愦而后救里，有措手不及之虞矣。

北沙参一两　牛蒡三钱　杏仁三钱　焦曲三钱　黑山栀钱半　豆豉三钱

连翘三钱　竺黄一钱　枳壳一钱　茅根一两　鲜薄荷根五钱

渊按：深得叶氏心传。

孙　营阴素亏之体，感受温邪，病起肢麻寒热，旋即便泄神糊。

今交七日，脉数而洪，舌燥齿干，心荡气促，阳明之火方炽，少阴之阴已涸。

又腹硬痛，大便三日不通，积聚于中不下，气火尽浮于上。

似宜通降为先，然阴津大涸，不得不先养其津，姑拟一方备商。

鲜生地一两四钱　北沙参二两　磨苏梗五分冲　杏仁三钱　天竺黄钱半　茯神三钱　麦冬五钱　川贝三钱　雪梨汁一杯冲　枇杷叶三片

渊按：先养正救津，斯为老眼无花。

又　津回舌润，汗出甚多，热势亦退。唯心烦不寐，大便不通。仍以前方加减。

前方去苏梗，加细生地一两，天冬三钱，麻仁三钱。

蔡　温邪发斑透疹，总在肺胃两经。

邪热郁蒸，从里达外，血分热炽则发斑，气分热炽则发疹。

邪从外入，由气传营；热自内出，由营达气。

此症胸前先发斑点，身未觉热；数日之后，始发寒热，续布痧疹。

似乎营分先有伏热，而后温邪凑集，肺胃受病，始见咳嗽寒热等症。

然斑已将化，疹已透齐，即有余邪，清之解之可已。

乃反脘痞烦闷，气升恶心，喉痛难咽，其故何欤？

良以怀孕八月，适当太阴、阳明养胎之候。

邪热甚于肺胃，胎气失荫而上逆，繇是胸高气逆，烦躁不得卧，岂非病虽由热，而实乃胎气上冲所致也。

为今之计，清解肺胃温邪，以化斑疹热毒，是为正治。

然燎原之下，液灼津伤，亦必养其津液。

胎气上升，为变最速，尤要先平胎气。

肺主一身之气，又必降其肺气。

肺气降而得卧，胎安不上冲，庶无喘厥之虞矣。

鲜生地一两　**淡豆豉**三钱，同鲜地研　**川贝**三钱　**磨苏梗**五分，冲磨　**犀角**五分，冲磨　**郁金**五分，冲　**纹银**一两，先煎　**元参**二钱　**白薇**三钱　**竹茹**一钱　**野苎根**五钱　**枇杷叶**三片，去毛

又　温邪上受，自气传营；而化火上炎，由胃及肺。

喉属肺经，咽属胃经，凡咽喉之症，属实火者多，因肺胃之阳盛；肾脉循喉，肝脉绕咽，系虚火者，始关肝肾之阴亏。是其大略也。

此症乃斑痧之后，喉痛色赤，全由邪火炽张。

图治之方，犀角地黄，不出甘寒清解。

昨吐红痰，无非气火熏蒸；今观脉色，已觉神清爽朗。

喜逢知己，共斟酌而揣摩，幸谢主人，转忧疑为欣慰。

立夏恰今朝，病能减而即是退；怀麟当此疾，胎不动即是安。

大便才通，亦是转机之兆。

小心调理，冀无欲速之讥。

略沥数行，伏希晒政。

犀角　羚羊角　川贝　鲜石斛　元参　知母　鲜生地　麦冬　枇杷叶

金银花露、绿豆皮煎汤，与燕窝汤相和频饮。

又　夫温邪燔亢之余，余热固未能净；肺胃燎原之下，阴津必受其戕。

养阴不在血，而在津与汗，叶氏之名言；安胎须顺气，阴火忌上冲，妇科之要论。

此症几及两候，温痧既退，安得邪火复炽？喉肿既消，何以燥痛

复盛?

所以然者，胎当七八月之间，正肺与大肠司养之际，肺肠相为表里，肺主气而大肠主津，肺受火淫，燥热移于大肠，大肠当养胎之际，遂移热于胞络。

《内经》云：人有重身，九月而喑，是胞之络脉绝也。胞脉者，系于肾而络胞胎。

今热上迫肺，故音哑、咳嗽而喉复痛也。

按此段经文，明指胎中阴火，当九月之期有此音哑一症，教人勿亟治之，唯恐伤其胎气耳。

兹方八月，即得音哑咳频，岂非殃及池鱼之谓欤!

今以甘凉生津治其上燥，参入咸寒以降阴中伏火，经所谓热淫于内，治以咸寒是也。

须知治病要察机宜，养阴而火自降，指久病虚羸而言；火退而阴自充，乃暴病未虚之症。

先辈有提其要曰：暴病多实，久病多虚。是其义也。

然欤否欤，仍候华先生裁正。

北沙参一两　川贝去心，勿研，三钱　元精石三钱　知母三钱，秋石煎汤，拌浸　蝉衣一钱，去翅足　大豆卷三钱　元参三钱　天花粉三钱　枇杷露一杯，冲服　野苎根三钱　赤苓三钱　生甘草四分　纹银五分

改方加羚羊角钱半，鲜生地七钱，黑山栀钱半。

渊按：伏温由内达外，由里传表，从少阴而出太阴，所以退而复来，轻而再重，不尽由乎胎热。

疹属肺，肺主一身之表；斑属胃，胃为万物所归。温邪每从两经而达也。

胞络者，乃胞门子户之胞，非心包络。

胞络系肾，少阴之脉贯肾，上入喉中，热邪由少阴上干喉中，故音哑，甚则喉痛。

鲍 半月不大便，症交十二日。

神昏舌煤，齿垢干枯，阳明邪火极炽，少阴阴液已亏，肠中宿垢不下，邪热无从出路。

不下恐火盛劫液而痉厥，下之恐亡阴而呃脱。

极难著笔，姑备一方。

犀角　鲜生地　生大黄　茯神　当归　菖蒲　大生地　连翘　枳实　麦冬　竺黄　元明粉

渊按：一面养阴彻热，一面通腑，最稳当。硝、黄宜轻用。

又 便解三次，神气渐清，舌煤已化。今拟生津。

鲜石斛一两　川贝二钱　茯神三钱　元参三钱　生甘草五分　麦冬三钱　竺黄钱半　竹茹一钱　北沙参一两　大生地一两　甘蔗皮一两

沈 阴虚之体，感受温邪反复。

今交九日，神识时迷，舌满碎腐，脉象渐沉，防其昏厥。

备方候致和先生哂政。

犀角四分，磨冲　连翘三钱　丹皮钱半　瓜蒌仁三钱　鲜生地五钱　元参三钱　竺黄钱半　鲜薄荷根一两

另：珠子三分，血珀四分，研细末，芦根汤送下。

又 照前方去蒌仁，加大生地、生洋参、沙参、麦冬。

又 阴津大亏，痰火炽盛，内风暗动，痉厥将至。煎药不肯沾唇，姑以汤方备试。

参须一钱　川贝二钱　石决明八钱　杏仁三钱　芦根一两　竹油三十匙，冲　麦冬三钱　羚羊角钱半，先煎　雪梨汁一杯，冲　蔗汁一杯，冲

又 症势稍转机。仍候济慎先生裁正。

羚羊角　鲜生地　大生地　天冬　麦冬　鲜石斛　北沙参　石决明　西洋参　钩钩　芦根　竹油　茯神　蔗汁　梨汁　淡姜汁　生甘草　元参二味，济慎先生加

渊按：数方养阴则有余，泻火尚不足，致有下文邪热逗留之弊。

又　照前方加元精石，备候济慎先生裁正。

大生地　川贝　鲜石斛　石决明　元参　丹皮　麦冬　生洋参　北沙参　芦根　甘蔗汁

又　腑气不通，阳火不降，阴津不升。元气虽虚，不得不通其腑。

大生地八钱　鲜石斛五分　北沙参一两　元参三钱　知母钱半　生大黄三钱　当归三钱　生洋参三钱　麦冬三钱　芦根一两

洪　温邪初起，胸闷头痛，发热有汗。先宜凉解。

牛蒡子　豆豉　黑山栀　连翘　桔梗　橘红　荆芥　杏仁　薄荷　芦根

秦　发汗太过，津液内夺。

昨日生津以达邪，汗虽未出而疹点已化，热虽未退而脉象稍和，是佳兆也。

苔煤而不甚燥，神糊而有时清。犀角地黄虽可用，然大势无变，方亦无事更张，仍照前方加味。

北沙参一两　竺黄钱半　鲜石斛一两　连翘三钱　麦冬三钱　茯神三钱，朱拌　生甘草四分　元参三钱　茅根一两，去心　灯心三尺，朱拌　九节菖蒲八分

渊按：神糊苔煤，鲜石斛可用，北沙参不可用。虽养肺阴，究嫌补肺助痰，麦冬亦然。此老好用二物，瑕瑜并见。

张　久患便血，阴气先伤于下。

今感温邪夹积，肺胃之气阻窒。

上喘下泄，发热口渴，舌绛如朱，额汗不止，遍体无汗，脉小数疾，厥脱险象。勉拟一方备正。

葛根一钱　黄芩钱半　石膏三钱，薄荷同研　赤苓三钱　黄连四分　杏仁三钱　牛蒡元米炒，三钱　生甘草四分　枇杷叶三片

上药用水两盏，煎至一盏。

另用：人参一钱，麦冬钱半，五味子五分炒，生地四钱，阿胶二钱蛤粉炒。

用水两盏，另煎，煎至半盏，冲和前煎，徐徐服下。

此为复方法。

病系温邪，而阴虚欲脱，故立此法。

凡暴喘多实，而壮热舌干，宜从清解。

唯久患便血，今更下泄不止，所谓喘而不休，泄痢不止，水浆不入者不治，故不得不救其阴，希图万一。

渊按：阴血既耗于下，脾气复伤于中，故一感温邪而上喘下泄。

泄为脾陷，喘为肾逆，两脏不守，厥脱易易。

头汗者，阴不守而阳越也。

身无汗者，阴液虚而气不能化也。

舌绛如朱，胃阴亏而心火炽。

脉小数疾，阴血虚而邪火伏。

两方颇有心思，唯葛根嫌升发，牛蒡嫌泄肺。

盖阴阳两虚，中气不守，气虽陷不可升，汗虽无，不可发，急急顾虑中气阴液，犹恐不及。

然肯用心如此，敬服之至。

幼　阳明热邪充盛，遍体发出紫斑，鼻血龈碎。急与清解，防内陷。

犀角　石膏　薄荷　茜草　丹皮　鲜生地　连翘　紫草　元参　茅芦根

仁渊曰：温邪一证，前人每与伤寒混同论治。

自喻嘉言始力辨其非，然犹不能跳出。

至叶天士乃别开生面，吴鞠通继之，温热之治始大昌明。

然非前人之误，前人亦为古人所误也。

一误于《内经》热病者伤寒之类也，遂谓伤寒即温病，温病即伤寒，漫无分别。

再误于王叔和集仲景《伤寒论》，以温病搀入伤寒之中，以为温热乃伤寒之变证。

至后人有春变为温，夏变为暑之说。其实伤寒与温热相去霄壤。

然温病亦非一端，有冬温、春温、冬温春发、风温痧疹、湿温之别。

风温痧疹即春温一类，以感春令贼风，伤其皮毛，内合于肺，引动伏温，故见证咳窒气粗，或发痧疹，病在肺胃气分，宜辛凉轻泄上焦，不可用重剂及血分药。

若冬温、春温，轻者亦在肺胃，咳窒气促；重者或发自少阳、少阴，甚有涉厥阴者，由其阴精先虚，邪热蓄伏于虚处，其机一发，少阴阴精先已告困，液涸劫津，昏痉颤振接踵而至，起而腰痛胁痛有汗不解者，不可轻视。

盖腰为肾府，胁乃少阳经络游行之地，肾水不足，木火炽张故也。

吾吴地处湿下，湿动最先，冬温夹湿者少，春温已有夹痰夹湿，湿温乃湿热相合。

清其热尤须开其湿，清热用苦泄凉润，开湿不得不佐辛通淡渗，而化燥者即不合。

盖湿从热化，见热而不见湿矣。

温邪以验舌为先，不可动辄发汗。

有汗固不可再发，即无汗亦宜视其津液何如。

若热盛液亏，妄汗最易昏痉，轻则咳窒气促，重则口鼻出血。

辨六经与伤寒同，治法与伤寒大异。

自汉唐及元明，多以伤寒之方治温热，虽经叶天士等大畅厥旨，然乡曲之士，遵师传而日读《汤头》《医宗必读》等书，仍以羌、独、柴、前为发表套剂，其祸尚未息也。

暑邪

温　暑邪夹积，身热腹痛，先与疏达。

香薷　川朴花　槟榔　砂仁　藿梗　苏梗　赤苓　焦六曲　陈皮　通草

又　腹痛拒按，当脐有块，壮热无汗，舌苔黄腻，气升烦懊，防其发厥。法以表里两解。

柴胡　淡芩　枳实　赤苓　赤芍　半夏　元明粉　生大黄

又　投大柴胡汤法，下出碎块溏粪两次。
腹痛不减，烦懊不安，气升呕逆，舌苔黄燥。
食积填塞阳明，暑邪内走厥阴，防其昏厥。
拟以泄厥阴、通阳明。

川连　吴萸　炒楂炭　淡豆豉　黑山栀　瓜蒌仁　当归龙荟丸三钱，绢包煎　枳实　苏梗　木香三味磨冲

外敷方：

葱一把，盐一杯，丁香一钱，飞面三钱，打烂，敷痛处。

此四磨饮合小陷胸、栀豉、左金合剂，疏通气分，泄肝化积，再用

外敷法，其气有不通行者乎！

渊按：暑必夹湿，湿为阴邪，最能阻碍阳气，故暑湿病多脘腹痞痛。积滞内阻，暑湿之不化，实由气机之不通。下而痛仍不减，乃未得辛通之药，中焦痞滞未去耳。

丁 暑乃郁蒸之热，湿为濡滞之邪。暑雨地湿，湿淫热郁，唯虚者受其邪，亦唯素有湿热者感其气。

如体肥多湿之人，暑即寓于湿之内；劳心气虚之体，热即伏于气之中。

于是气逆不达，三焦失宣，身热不扬，小溲不利，头额独热，心胸痞闷，舌苔黄腻，底绛尖红，种种皆为湿遏热伏之征。

邪蕴于中，不能外达，亦不下行，颇虑内闭之变。

拟以栀豉上下宣泄之，鸡苏表里分消之，二陈从中以和之，芳香宣窍以达之，冀其三焦宣畅，未识能奏功否。

淡豆豉 黑山栀 通草 半夏 菖蒲 鲜荷叶 六一散 薄荷 赤苓 竹茹 蔻仁研，后下

吴 劳碌之人，中气必虚。

暑湿热秽浊之气，自口鼻吸入气道，满布三焦。

虽舌苔满布，而胸无痞闷，非邪伏膜原之比。

重浊之药，徒伤中气，与湿热弥漫之邪无益。

今交五日，神气似清而浑，恐其过候有耳聋、神迷、呃逆等变。

为治之法，且以芳香理气逐秽再议。

刀豆子 郁金 泽泻 石菖蒲 杏仁 瓜蒌仁 陈皮 滑石 香薷 桔梗 北沙参 赤苓 藿香 佛手 鲜荷叶 鲜佩兰叶

顾 久处南方，阳气泄越，中脏常寒，惯服温补。

现患温疟，及今旬日，舌尖已红，根苔满白，便泄稀水，兼有蛔

虫，渴不欲饮，口中甜腻，皆是湿遏热伏之象。

就锡邑治法，葛根芩连是主方。

若合体质而论，似宜温中渗下，清上解肌。

拟用桂苓甘露法，试服之以观验否。

生石膏三钱　猪苓三钱　泽泻钱半　肉桂三分　滑石三钱　生茅术一钱　茯苓三钱　藿香一钱　通草八分　木香四分

又　照前方加北沙参五钱。

丁　咳嗽已久，近患时温之后，原气未复，又感暑风，闭其汗孔，身复发热。

法当先理暑风，用轻剂宣上。

桑皮　苏梗　杏仁　川贝　橘红　茯苓　冬瓜子　竹茹

此虚而夹邪，暂用轻扬表法，未便著手。

蒋　三疟日久，又感暑风，咳呛痰血，热势变乱。且以解暑，清肃肺胃。

香薷一钱　北沙参五钱　冬瓜皮三钱　六一散四钱　神曲三钱　青蒿钱半　杏仁三钱　丹皮钱半　桑叶钱半　白扁豆三钱　枇杷叶二片

渊按：咳呛痰血，肺阴肺气已伤，虽有表邪，香薷用宜斟酌。

李　暑邪内闭，恶寒发热，脉象不达，口不能言，先有咳嗽。此肺气闭塞，拟开而达之。

射干五分　桔梗一钱　连翘三钱　豆豉三钱　杏仁三钱　象贝三钱　香薷一钱　橘红一钱　菖蒲五分　竹茹一钱　牛蒡子二钱　玉枢丹四分，磨冲

安　连日烦劳忧虑深，暑邪伤气易归心，神昏脉数细而沉，病危甚！闷心包，如火如焚。

舌色干黄唇齿燥，耳聋便泄津枯了！三焦皆病须分晓，究治疗，河间热论宜参考。

鲜石斛　竺黄　连翘　菖蒲　赤苓　北沙参　通草　益元散　茉莉花　竹茹　薄荷叶　芦根　鲜荷叶

紫雪丹，另调服。

李　暑湿阴分之气，从口鼻肌表而入，寒热便泄头胀。拟芬芳逐秽，分消湿热方法。

藿香　川朴　焦六曲　半夏　茯苓　陈皮　泽泻　大腹皮　砂仁　通草

仁渊曰：两日相合而成暑字，暑为阳邪，行役道途，力作田间，辛苦于烈日之中，受天地炎热之气而病者，名曰伤暑。

此外飧凉袭冷，乘风露卧，皆因避暑而感受寒风冷湿之邪，虽病在暑天，名曰暑湿。其与伤炎热之暑不同，不得以暑邪名之。

前人有阴暑、阳暑之论，皆蛇足也。

然盛暑之时，反多阴寒之病者何？

盖天地之化，盛极则变，六阳尽泄，一阴早寓乎其中，地上则热，地下已寒，人身小天地，何莫不然！

且湿土司令，湿浊为盛，热蒸湿腾，湿热相合，最易感病。

故四时之病，唯盛夏为杂，寒湿、热湿、霍乱、泻痢、痧秽、暑风，名目不一，随其所感与其人之本体而变焉。

要皆暑天兼有之证，非伤暑热之正病也。

然证虽夹杂，要不离太阴阳明脾胃两经。

试思夏令用药，不外芳香、辛淡、苦泄，虽有治心、治肺、治肝胆膀胱，用寒、用热之不侔，莫不为中焦脾胃开脱。

不但湿土司令主气使然，以脾胃属土，喜燥恶湿，暑天之病，无有不夹湿耳。

伏 暑

李 暑湿先伏于内，凉风复袭于外，交蒸互郁，皆能化火；湿遏热伏，其热愈炽。

故其为疟也，先寒后热，日轻夜重。

经旨所谓先伤于热，后感于寒。

喻氏所谓阴日助阴，则热减而轻；阳日助阳，则热甚而重也。

夫疟之发，必从四末始，既必扰及中宫，故心胸烦躁，中脘痞塞，又必先呕吐而泄泻，泻已乃衰，腹中犹胀。

所以然者，热甚于中，蒸熏水谷之湿，上泛而复下泄，热势得越，烦躁乃安，余湿复聚，故仍作胀也。

今当疟退，脉弦带数，舌苔白腻，小溲不爽，本有胃寒，痰浊素盛，虽从未得汗，表邪未解，而病机偏重于里，法从里治。

大旨泄热为主，祛湿兼之，解表佐之，是亦表里分消，三焦并治意。

葛根　淡芩　川连　甘草　苍术　川朴　橘皮　藿香　菖蒲　赤苓　泽泻　薄荷　滑石　郁金　竹茹

渊按：泄泻呕吐，乃兼有之症，非必有之症。由暑湿秽浊郁遏中宫，太阴失升，阳明失降，不克分化使然。

杨 年过花甲，病逾旬日，远途归家，舟车跋涉，脉沉神昧，舌强白，中心焦，身热不扬，手足寒冷，气短作呃，便泄溏臭。

是属伏邪夹积，正虚邪陷之象，深虑厥脱。

大黄　人参　制附子　柴胡　半夏　茯苓　陈皮　淡芩　泽泻　当归　枳实　丁香　柿蒂　竹茹

渊按：虚象实象杂沓而至，立方最宜斟酌。如无实在把握，还从轻面

着笔，否恐一误不可收拾。

又 症尚险重，再望转机。

桂枝　柴胡　人参　白芍　川连　半夏　枳实　丁香　陈皮　蔻仁　炙甘草　竹茹

又 伏暑化燥，劫津动风，舌黑唇焦，鼻煤齿燥，神昏，手指牵引。

今早大便自通，据云病势略减。

然两脉促疾，阴津消涸，邪火燎原，仍属险象，恐其复剧。

犀角　羚羊角　鲜生地　元参　芦根　钩钩　鲜石斛　六一散　沙参　连翘　通草　天竺黄　枇杷叶　竹叶

珠黄散，另调服

陆 外有寒热起伏之势，里有热结痞痛之形，上为烦懊呕恶，下则便泄溏臭。

此新邪伏邪，湿热积滞，表里三焦同病也，易至昏呃变端。

拟从表里两解，佐以芳香逐秽。

柴胡　生大黄　淡芩　枳实　半夏　川连　瓜蒌皮　赤苓　郁金　菖蒲　蔻仁

又 投两解法，得汗得便，竟安两日。

昨以起床照镜，开窗看菊，渐渐发热，热甚神糊，两目上视，几乎厥脱。

逮黄昏，神渐清，热渐减，脉沉不起。

据述热时舌色干红，热退舌色黄腻。

此乃湿遏热炽，将燥未燥，将陷未陷，但阳症阴脉，相反可虞。

勉拟河间甘露饮，涤热燥湿之中，更借桂以通阳，苓以通阴，复入草果祛太阴湿土之寒，知母清阳明燥金之热。

甘露饮去滑石、白术，加茅术、草果、知母、姜汁、葱白头。

某暑邪内闭不达，神糊舌白。恐其昏厥，芳香透达为宜。

鲜藿香　天竺黄　菖蒲　赤苓　连翘　益元散　郁金　竹茹　泽泻

另至宝丹一丸，菖蒲汤化下。

又　暑湿内蕴，热势起伏，胸痞泄泻，神糊心跳，经行未止。
乃正虚夹邪，虑其晕厥。
据云腹胀恶心，且宽中理气。

太无神术散去草，加茯苓、泽泻、苏梗、葛根、淡芩、党参、柴胡、砂仁、通草、竹茹。

某　怀孕六月，感暑热伏邪，恶心懊侬。炎天居舟，防其晕厥堕胎。

青蒿　大腹皮　半夏　赤苓　川朴　淡芩　焦六曲　苏梗　陈皮　鲜佛手

某　暑湿热阻滞阳明，积垢虽下，尚未尽净。
夜间热甚，神识沉迷，所虑津伤化燥等变。
今以生津、泄热、化浊佐之。

鲜石斛　赤苓　连翘　香豉　瓜蒌仁　竺黄　淡芩　山栀　菖蒲　竹茹

某　伏暑为病，湿热居多；阴虚之体，邪不易达，此其常也。
然阴虚大有轻重之分，须知此症虚亦不甚，邪亦不多。
耳鸣眩悸，口渴胸痞，微寒微热，脉形弦数。
未便大补，亦不可重剂攻邪。
但得脉情无变，可保无虞。

洋参　半夏　茯神　甘菊花　蔻仁　青蒿　陈皮　钩钩　刺蒺藜　秫米　豆卷　竹茹

胡　伏暑三候，神糊呃逆，手肢微痉，痰多舌白，渴不多饮，音低，脉大而虚，殊属棘手。

今日忽周身干燥而痒，烦躁不安。细询病原，从未得汗。

按仲景云：汗出不彻，身痒如虫行皮肤中，久虚故也。

吴又可云：发根燥痒，心烦如灼，名曰药烦，中气虚也。

《金匮》云：声如从瓮中出，是中气之湿也。

又按《内经》：言微音低，谓之夺气。

由此推之，明是中虚浊恋，液涸痰蒙，势极凶危。

唯有和中宣化，听其胃气自为敷布，以冀万一生机。

洋参三钱　橘饼三钱　甜杏仁三钱　豆卷五钱　蜜梅一枚　北沙参三钱　麦冬三钱　枇杷叶蜜炙，二片　姜汁少许

上方取辛甘化浊，酸甘化液。考又可药烦条中重用人参、生姜，和中宣化法有来历。

某营阴素亏，伏邪晚发，热势起伏，心嘈胸闷，舌心光红，边薄白。疟邪初起，势防加重。

豆豉　赤苓　半夏　沙参　桑叶　青蒿　黑山栀　陈皮　淡苓

某　症经九日，热势起伏，神糊，舌干黑。

此伏邪蕴遏，劫液入营之势也。

高年最易昏痉之变。

鲜生地　天花粉　黑山栀　犀角　菖蒲　香豆豉　鲜石斛　薄荷叶　连翘　芦根　天竺黄

吴　暑湿伏于太阴，中焦阳气不化，神蒙若寐，身热不扬，肢冷

脉濡。

手指牵引，舌根牵强，风痰阻络之象。

服过通阳益阴，云蒸化雨之法，病亦无甚增损。

然舌苔灰白厚指，口泛甜味极甚，中宫有浊，阳不舒化。

仿缩脾饮醒中化湿浊，浊化则口甜减，阳舒则蒙昧清。

党参　乌梅　淡干姜　草果　炙甘草　砂仁　茅术　大生地　茯苓　生姜　大枣

渊按：据舌苔口甜而论，湿痰阻遏中宫，阳不舒化无疑。

党参、乌梅、生地酸甘助阴腻膈，大不相宜，矛盾一至此乎！

手指牵引，虽属木燥土虚，肝风内动，当此上中焦湿痰蒙闭，肺胃气机不能舒布，即欲养阴，如胃气不化何！

治病当先急者大者，若头痛医头，便为庸手。

赵　高年元气素亏，未病以前先已倦怠乏力，微觉咳嗽。

五六日以来加以发热，热势起伏，是有新邪乘虚而袭，引动伏邪晚发也。

今诊脉小数而虚，干咳欲呕，舌边光红，根苔白掯，热甚无汗，津枯邪恋，虑其化燥神昏。

北沙参　苏子　青蒿　杏仁　川贝　牛蒡子　前胡　橘红　通草　枇杷叶

吴　伏邪内蕴为瘅疟，外发为流注，入于肺则喘咳，注于肠则便溏。

正虚不克支持，幼孩当此，易致成惊。

青蒿　杏仁　淡苓　泽泻　荆芥　象贝　桔梗　橘红　赤苓　六一散　双钩钩

童　伏邪晚发，朝凉暮热，头痛胸闷，舌白无汗，似宜疏达。

至于腰痛眼花，其阴内亏，邪不易达，恐致淹缠，宜小心为是。

秦艽　赤苓　青蒿　苏梗　杏仁　甘菊花　枳实　杜仲姜汁炒　豆豉　桑叶

顾　病方三日，外无大热，而虚烦懊，反复不安，寐则神思扰乱，舌苔白腻，恶心欲呕，腹中鸣响，大便溏泄秽臭，邪积在里，气机不达。

用栀、豉以发越其上，陈、朴以疏理其中，葛以散之，苓以泄之，夏、秫和胃而通阴阳，阴阳交则得寐。

明日再议。

渊按：起病即是湿痰夹滞，阻遏中宫，热郁不达之象，勿谓外热不扬而轻视之。

又　伏暑至秋而发，其发愈晚，其伏愈深。

故其为病也，大起而大伏，热一日，退亦一日，既非间疟，又非瘅疟。

瘅疟则但热不寒，间疟则寒热往来。

此症微寒发热，热一昼夜而退，退亦不清，名之伏暑，其说最通。

夫暑必夹湿，湿蕴则化热蒸痰，痰不易出，热盛劫津也。

身重属湿，烦躁属热，热来口渴，渴不多饮，仍是湿遏热炽见象。

舌苔白而干枯，是湿邪在于气分，气虚故湿不易化也。

叶氏云：舌白而薄者，肺液伤也。

病方八日，邪未宣达，刻下用方无庸深刻，但须解表而不伤正，去湿而不伤阴，清热而不助湿，生津而不碍浊，中正和平，耐心守服，扶过两候，始冀渐安。

黑山栀　连翘　茯苓　川贝　通草　北沙参　滑石　泽泻　豆豉　枇杷叶　鲜薄荷根

渊按：伏邪深重，脾肺气弱，力不足以化达之，故大起大伏耳。

马 幼稚伏湿夹积，阻滞肠胃，蒸痰化热，肺气窒痹，是以先泻后咳，继以发热。

今便泄已止，更气急痰嘶，肺气阻痹尤甚。

法当先治其肺，恐肺胀生惊发搐，其变有莫测耳。

葶苈子三钱　莱菔子三钱　六一散三钱　枇杷叶三片

渊按：遏重消痰泻肺，清热化积即在其中。

又 痰气喘逆，平其大半。

热势起伏，退而复作。

时下多疟，须防转疟。

白萝卜汁一杯　鲜薄荷汁半杯

二味略煎，去渣，加入冰糖三钱，烊化，再以姜汁一滴冲服。

渊按：此方更妙。

何 伏暑夹积，寒轻热重，已经月余。

舌心焦黄，舌边白腻，

阳明积热，化火劫津，炼浊成痰，将至蒙闭。

至于脘痛拒按，两经攻下，痛仍不减，苔犹未化，非清化不能荡其实，拟用凉膈散加味。

凉膈散　鲜石斛　川连

两下之后，舌心犹然焦黄，故仍可用下法。

然舌边白腻，必夹水气，凉膈散中再加半夏亦可。

陆 伏邪夹积，但热不寒，头痛鼻血，便泄稀水，热甚于里。

拟清里解表法。

葛根芩连汤　豆豉　连翘　枳实　黑山栀

鼻血，便泄稀水，知其为热。不用犀角者，其舌苔白也。

不用大黄者，其脘腹按之不痛也。

李　伏邪湿热内蕴，三焦气机不达。

午后发热，胸闷头胀，尿少无汗。

舌苔白腻，脉象软细。

拟开上、疏中、渗下，仿河间法。

豆卷　杏仁　陈皮　藿梗　滑石　赤苓　桔梗　半夏　焦六曲　川朴　通草

胡　素有痰饮咳嗽，今夏曾经吐血，是肺受热迫也。

兹六七日来伏暑内蕴，凉风外袭，病起先寒栗而后大热，热有起伏，表之汗不畅，里之热不退。

所以然者，痰饮阻于胸中，肺胃失其宣达故耳。

舌色底绛，望之黏腻，心苔白厚如豆大者一瓣，此即伏暑夹痰饮之征，而况气急痰嘶乎！

据云廿六日便泄数次，至今大便不通，按腹板窒，却不硬痛。

小溲先红浊，今则淡赤不浑，乃湿热痰浊聚于胸中，因肺金失降，不能下达膀胱，故湿浊上逆，为痰气喘之候。

病机在是，病之凶险亦在是。

法当从此理会，涤痰泄热，降气清肺，乃方中必需之事，但清肃上焦尤为要务耳。

葶苈子　郁金　川贝　杏仁　枳实　羚羊角　胆星　连翘　赤苓　竹油　枇杷叶　滚痰丸入煎绢包

陈　余邪余积，留恋未清；元气元阴，消耗欲竭。

暂停苦口之药，且投醒胃之方。

化气生津，忌夫重浊；变汤蒸露，法取轻清。

效东垣以化裁，希弋获以图幸。

清暑益气汤　荷叶　香稻叶

蒸露，每晨温服四、五杯。

渊按：汤丸膏散，古人各有意义，非徒具虚文。

若变汤为露，法取轻清，唯大邪去而胃气不胜苦药者宜之，此处恰合。

徐　热伏心胸，湿蕴脾胃，病起如疟，延今两月。

胸中热闷，饮食不思，从未得汗，舌色底绛，苔如酱瓣，此即湿遏热伏之验也。

无汗者津液亏，徒发其汗无益也。

生津彻热，化湿开胃，胃气敷布，其汗自来。

川连　黑山栀　豆豉　广皮　香薷　麦冬　赤苓　薄荷　生姜　六一散

此药煎好，露一宵，早起温服。

浦　伏邪夹积，阻塞中宫。疟发日轻日重，重则神糊烦躁，起卧如狂。

此乃食积蒸痰，邪热化火，痰火上蒙胞络，怕其风动痉厥。

脉沉实而舌苔黄，邪积聚于阳明。

法当通下，仿大柴胡例备商。

柴胡　淡芩　川朴　枳实　生大黄　瓜蒌仁　半夏

又　下后热净神清，竟若脱然无恙。

唯是病退太速，仍恐变幻莫测。

拟方再望转机。

川连姜汁炒　陈皮　半夏　淡豆豉　淡芩　枳实　郁金　瓜蒌仁　六

神曲　竹茹

病退太速，仍恐变幻，老练之言宜省。

凡下后方法，总以泻心加减，仍用瓜蒌、枳实，何也？盖因胸痞未舒，舌苔未化故耳。

又　昨日疟来，手足寒冷，即腹中气撑，上塞咽喉，几乎发厥，但不昏狂耳。

此乃少阴疟邪，内陷厥阴，上走心包为昏狂，下乘脾土为腹撑。

脾与胃为表里，前日昏狂，病机偏在阳明，故法从下夺。

今腹胀、舌白、脉细，病机偏在太阴，法当辛温通阳，转运中气为要。

随机应变，急者为先，莫道用寒用热之不侔也。

淡芩　半夏　陈皮　茯苓　熟附子　川朴　丁香　槟榔　草果　白蔻仁　通草

前方用寒，后方用热，随症用药，转换敏捷，不避俗嫌，的是一腔热血。

渊按：少阴阴邪，上凌君火，下乘脾土，经所谓有余则制己所不胜，而侮己所胜。

案亦老练，必如此转语，方不为病家指摘。

否则虽有热肠，亦招谤怨。

又　投姜附、达原、神香、二陈合剂，喉中汩汩痰声顿时即平，腹胀遂松。

今脉缓大，神气安和，腹中微觉胀满，痰多黏腻，脾脏阳气虽通，寒热痰涎未化。

仍宗前法，轻减其制。

前方去附子、槟榔，加大腹皮。

又 腹中之气稍平，湿热余邪未尽，所以微寒微热，仍归疟象。头胀身痛，知饥能食。

法拟疏和，兼调营卫。

二陈去甘草　**豆卷**　**青蒿**　**秦艽**　**焦六曲**　**谷芽**　**生姜**　**红枣**

仁渊曰：暑邪与温邪异，伏暑亦然。

当暑感而即发者，为暑邪。

暑天受暑湿之邪不即发，秋后复感凉风，闭其汗孔，欲发不能速发，外则形寒，内则发热，寒热起伏无已，有类乎疟，为伏暑。

古人谓往来寒热属少阳，余谓暑湿伏邪，往来寒热，全由脾胃为病。

少阳胆甲，因脾胃失化，波及之耳。

盖脾为阴土，恶湿喜燥，燥则升化，湿郁之而不得升；胃为阳土，恶热喜凉，凉则顺降，热阻之而不得降。

升降窒滞，故多胸腹痞闷。

木寄土居，土失温凉，木不条畅，必然之势。

湿重者多寒，热甚者多热。

热则消水而口渴。

湿郁于中，又渴不多饮。

湿热互蒸，胃浊不化，舌苔每布白腻。

底绛者，热为湿遏也；淡白者，湿胜也。

化黄、化燥、化灰，热胜于湿，湿亦化燥、化火也。

胸腹痞满，板硬拒按，或夹痰夹食，视其人之本体及所感之轻重而为变迁。

论治：初病以苦辛芳淡为正轨，徒为发汗无益。

盖苦能泄热，辛能通气，芳可解郁，淡可利水，使中宫郁遏通解，不汗自汗，不便自便，为邪在气分治法。

入营则不然。若初入营分，犹可透营就气，仍从气分而解。

已陷营分，昏蒙狂呓，犀地、牛黄、至宝之类，亦所必需。

劫津化燥，痞结硬满，邪实阳明，救阴通腑，与温邪同治。

但温邪从温化火，火退而病解；伏暑从湿化燥，燥去而湿或再来。

所以然者，湿虽化燥，终属阴邪，且湿最伤中，中虚而阴湿易生，故清到六、七须为审顾。

下法亦有不同。温邪可下宜速，伏暑可下宜缓。

温邪下之邪清，伏暑下之邪未必清。

温属火，为阳，性速；暑夹湿，多阴，性迟。

温邪阳明兼少阴者多，伏暑兼太阴者多也。

甚有大便半月不通，胸腹痞满，仍属无形湿热而不可下者，总宜验舌。

若厚白而未化黄燥者，虽满亦不可下。

下之不但邪势不服，中气大伤，更为难治。

须识气通病解四字，其于治伏暑，思过半矣。

再者热虽灼而汗少，苔虽燥而灰黄，若渴饮不多，或多而胸痞，凉苦可用，须佐芳香。

若龟板、鳖甲、鲜石斛、鲜生地等，清滋沉降宜慎，每见愈投愈燥者矣。

其故由暑必夹湿，中气不升化，清滋抑遏而邪愈不化也。

疟疾

严 年届六旬，元气素弱，向有肝气，近患三疟。

两月以前，先受伏暑；小愈之后，三疟遂作。

脉弦，肝胃尤甚。

木胜胃土，恶谷厌纳，痰多呕恶，心跳少寐，便闭溺赤。

盖胃气一虚，百病从生矣。

高年虽大便两旬不通，未可以通阳为务。

培养中气，启胃化痰，是为扼要。

调和营卫，退其寒热佐之。

党参　冬术　茯苓　半夏　陈皮　当归　桂枝　淡芩　枣仁　泽泻　谷芽　鹿角霜　生姜　红枣

上方以六君子汤坐镇中宫，补脾健胃，气运则痰湿自化，气旺则津液自生。

合入当归、桂枝，和营散邪。

更复鹿角霜之通阳者，以治背独恶寒。

再加黄芩以泄热，监制桂、鹿之辛温，使无偏畸，不失调和之义。

枣仁安神，泽泻去湿，谷芽醒胃，姜枣调和营卫，皆佐使之助耳。

某　大疟百日，营卫两虚。胃为卫之本，脾乃营之源。

胃阳虚则胸腹时痛而吞酸，脾阴虚则经事愆期而盗汗。

补脾胃以化其疟痰，和营卫而退其寒热。

营卫一和，盗汗自止。

党参姜汁炒　冬术土炒　半夏　茯苓　陈皮　川连　吴萸三分，煎汁，拌炒　制首乌　白芍　桂枝三分，煎汁，拌炒　煨姜　红枣

吴　三疟一载有余，经停将及两载。

腹中胀满，有块作痛。

是血先凝结于前，气复阻滞于后，加以寒痰积聚，中气失运。

法当先运其中。

六君子去炙草，加木香、当归、川朴、生姜、芜蔚子、红枣。

石　三疟久而痰涎聚，肝胆逆而郁火盛，以致发狂。

今狂已退，痰火犹未全除。

拟化胃经之痰，平肝胆之火。

半夏　茯苓　橘红　牡蛎　淡芩　川贝　牛膝　鳖甲　白术　土炒竹茹　钩钩

徐　盗汗便溏，心脾之病也。

脾气不运则便溏，心阴不守则盗汗。

大疟日久，寒热仍作，营卫不调。

补心脾，和营卫，归脾汤加减治之。

党参　黄芪　冬术　熟地　白芍　砂仁　六曲　枣仁　归身　茯神　木香　牡蛎　浮麦　红枣

渊按：运脾气，补脾阴，和营卫，温督脉，前数方皆虚疟、久疟治法。

营　久患疮疥，湿热浸淫，复因外感暑湿为疟，缠绵不已，变为三疟。

诊脉濡小，其湿仍恋，而元气渐伤。

虑加腹满，宜早图之，然须安逸忌口为要。

白术　半夏　赤苓　陈皮　大腹皮　川朴　神曲　藿梗　蔻仁　通草　鸡距子

此用正气散去甘、桔、苏、芷，加通草、蔻仁，疏通气分之湿，用鸡距子以解酒湿。

朱　厥阴过升，阳明失降，疟成烦闷痞呕，当变柴胡制而为泻心法，和阳明即所以和少阳也。

川连　姜汁　炒半夏　广皮　藿梗　白蔻仁　竹茹姜汁炒

此人舌苔半边白如水晶粉团，必有痰饮。

后于此方中加生姜三片，其呕即止。

渊按：本不当去生姜。若去之，便失南阳制方之义矣。

庄 但热不寒，此为牡疟，柴胡桂枝汤主之。

柴胡　桂枝　半夏　茯苓　陈皮　川朴　草果　炙甘草　生姜　红枣

又 疟发间日，但热不寒，口腻多涎，乃寒痰郁于心下，阳气不得宣越故也。

蜀漆　桂枝　半夏　陈皮　茯苓　羌活　菖蒲

另独头蒜六枚，黄丹六分，雄黄五分，共研末，为丸。清晨朝向东分五服，开水送。

又 舌白胸闷，背寒独甚。拟宣通阳气，以化痰浊。

麻黄汤合二陈汤，加鹿角霜、石菖蒲。

又 疟止，当调胃气。

半夏　茯苓　炙甘草　陈皮　白蔻仁　生姜　红枣

孙 间疟变为大疟，其寒也三日一作，其热也日无间断。

此卫气不得疏通，邪痹不达，是属卫实而营虚，营虚故内热不止也。

拟和营卫以祛邪。

桂枝　白芍　柴胡　半夏　赤苓　天花粉　淡芩　陈皮　生姜　红枣

徐 左脉细弦，肝肾亏也；右脉软弱，脾胃虚也。

三疟之后，气血两亏。

补肝肾，调脾胃，养气血，必得安逸少劳而后可也。

党参　大熟地　杜仲　枸杞子　冬术　茯神　归身　陈皮　白芍　生姜　红枣

王　三疟止作，延及五年，营卫之不调，脾胃之不和，肝肾之不足，不言可知矣。

近今月经频至且多，而有血块，腹反胀满，何也?

夫血之与气，犹权衡也。

和则平，偏则病，一胜必一负。

血去多则血虚，血虚则气旺，非真气之旺也，气无血以涵之，则气肆横而有似于旺耳。

盖疟久必伤脾，脾伤则肝亢。脾统血，肝藏血，肝亢则血不藏，脾虚则血失统，故经事频来。

而仍有血块者，肝亢则火炽下焦，冲任之血受其迫燥，欲下而不尽下，故凝而为瘀，瘀则结块也。

图治之方，藏统肝脾之血，而固冲任之经，一层；调其气之肆横而致和平，又一层。

是治月事与腹满之法。

至于理脾胃，调营卫，又为三疟久缠之治。

合而成剂，不出求本之图。

党参元米炒　冬术川朴五分，拌炒　香附醋炒　丹参　陈皮　茯苓　乌药　鳖甲　当归炭　白芍桂枝三分，拌炒　茜草炭　乌鲗骨漂淡　鲜生地渣姜汁炒焦　姜渣鲜生地汁炒焦

鳖甲煎丸十五粒，药汁送下。

渊按：因脾气伤而血失统，血去舍空，其气更失所依，故腹益胀满。

调养脾气，治胀即所以摄血；润养肝阴，固血即所以涵气。

妙在交加散清血热而不寒滞，通营气而不辛散，其心思识力，超越寻常。

若辛香耗气以治胀，苦涩凉腻以治血，则失之远矣。

叶　疟为少阳病。

少阳者，胆与三焦也。

胆失清宁，则烦而不寐；三焦失其输转，故胸闷而大便带溏，口腻味甜。

热甚烦闷，热处湿中，故热愈甚也。

拟温胆法。

半夏　茯苓　陈皮　枣仁　枳壳　天竺黄　川朴　青蒿　秫米　佩兰　竹茹

曾　浴出当风，腠理闭塞，水气舍于皮肤之内，与卫气恋而不化，变为三疟。

疟发不透，湿热内走筋络，四肢无力，微微内热，是半虚半实之症。

和脾胃，化湿热，通筋络，达肌表，标本兼治。

茅术　半夏　香薷　茯苓　秦艽　独活　泽泻　防风　川朴　陈皮　通草　姜皮　生苡仁

奚　三疟发于夜，而渐移至日中，原有自阴出阳之象。

今届春深，阳气升发，当助其升举，参以化痰为法。

柴胡　防风　茯苓　丹皮　杜仲　冬术　制首乌　半夏　陈皮　牛膝

黄　大疟十番，寒热虽轻，而邪陷入于三阴。

治必从中以达外。

体质虽虚，未可便投补药，仿王晋三加减达原饮。

柴胡　川朴　半夏　茯苓　当归　草果　川贝　花槟榔　陈皮　红花

童　大疟日久，小愈复作，寒热虽轻，其根不断。

根者何？水饮痰涎是也。

欲治其根，必温中土，用四兽饮加减。

六君子汤加乌梅、草果、蜀漆炭。

尤 久疟之后，脾虚木郁，痰阻气滞，胸闷恶心，头眩心嘈，经事不调。

拟舒木郁，兼以化痰。

柴胡 石决明 半夏 陈皮 当归 炙甘草 茯苓 丹皮 砂仁 薄荷

又 投逍遥合二陈法，木郁稍舒，痰气稍化。

今从前法加减。

柴胡 炙甘草 杏仁 冬术 陈皮 半夏 焦山栀 茯神 砂仁

吴 疟不离乎少阳，即兼阳明、太阳，亦必使其还返少阳而后已。

今预于疟发之前，先用柴胡引入少阳之界，则邪气从枢转出矣。

小柴胡汤去参、枣，加知母、草果、陈皮。

渊按：仲景小柴胡治伤寒往来寒热，非治风疟往来寒热。

风疟与伤寒判若天渊，后人往往借用，积习深矣！

风疟早用柴胡，必纠缠难愈，须中焦湿热半化，或秋深邪深乃合。

又 疟脉自弦，弦大者为阳，其邪易达。

今疟来热势稍轻而短，邪有退机矣。

仍从前法。

照前方加沙参、茯苓、通草。

又 疟势渐衰，当和中气以化痰浊，养心阴，合病体标本而施治也。

沙参　陈皮　麦冬　炙甘草　冬术　半夏　扁豆　枣仁　茯苓　生姜

渊按：疟病最忌扁豆，想未知之耳。

奚　三疟变为日作，延来两月有余。

今则热发于夜，口干汗少，邪恋营分，其阴已亏。

而又胃弱纳少，怀孕半身，恐其正虚不克支持。

姑拟和胃、扶正、达邪。

党参　制首乌　冬术　茯苓　川朴　天花粉　柴胡　防风　陈皮　淡芩

丁　三疟久延，营卫两伤，复因产后，下焦八脉空虚。

今病将九月，而疟仍未止，腹中结块偏左，此疟邪阻于血络，聚于肝募，是属疟母。

淹缠不已，虑成疟劳。夏至在迩，乃阴阳剥复之际，瘦人久病，最怕阴伤。

趁此图维，迎机导窍，和阳以生阴，从产后立法。

稍佐搜络，以杜疟邪之根。

制首乌　冬术　白芍　杞子　当归　地骨皮　青皮　川芎　香附　乌梅

另鳖甲煎丸，每日服十粒。

用四物去地，换首乌，从产后血分立脚。

渊按：产后阴血固属虚耗，然久疟而至结块，必湿热痰涎伏膜原未化，此方宜斟酌之。

又　三疟日久，腹中结癖。

夏至前和阳生阴，通调营卫，参入搜络方法，节后三疟仍来，但热势已减，癖块略小。

然口干心跳，营阴大亏，情怀郁勃，多令化火伤阴。

木曰曲直，曲直作酸。

疟来多沃酸水，盖肝木郁热，夹胃中之宿饮上泛使然。

夫养营阴须求肝润，理肝郁必用苦辛。

久疟堪截，癖块宜消。

唯是体虚胃弱，诸宜加谨为上。

党参　冬术　鳖甲醋炒　当归　茯神　枣仁　香附　三棱醋炒　川连　吴萸炒　牡蛎　陈皮

渊按：膜原所伏之邪见矣。

又　丸方。

川贝　半夏　知母

共研细末，姜汁、醋各半泛丸。每朝三钱，开水送。

曹　劳疟，因劳碌而发。

寒热似疟，淹缠不已，虑变疟劳。

舌苔白而干燥，胃燥气伤也。

法当益气生津，用益气补中意。

党参　黄芪　冬术　炙甘草　麦冬　归身　陈皮　青蒿　五加皮　生熟谷芽

张　间疟，寒热，舌苔满白。用柴胡达原饮。

柴胡　黄芩　半夏　青皮　花槟榔　草果　川朴　茯苓　生姜

舌苔满白，邪伏膜原，必用槟榔、草果。若舌苔白而燥者忌用。

仁渊曰：疟证甚多，所感不同，命名各异，《内经》言之详矣。

而诸疟中风疟最多。

经谓夏暑汗不出者，秋成风疟。

乃暑天喜当风取凉，露卧湿地，受冷湿、热湿之邪，不使随汗泄出，秋后凉风闭其汗孔，疟始发矣。

前哲云：疟不离少阳。

其实不然。夫伏暑与疟，同一邪耳。

寒热间断者为疟，不断者为伏暑。

但伏暑虽重于疟，其伏较浅；疟虽轻于伏暑，其伏较深。

伏暑邪在太阴、阳明，不涉膜原者多；疟疾涉膜原者多，唯邪伏膜原，所以纠缠不清。

膜原二字，古人多未讲明。

夫膜在脏腑之外，肌肉之里，乃肌肉之里层皮也，俗名膜鳌。

原乃经穴，六腑皆有之。

经谓横连膜原，言不但邪在脏腑，并横及于肌肉之里，而伏于膜鳌之原，伏甚深矣，亦太阴、阳明所主。

所谓少阳，亦犹伏暑之寒热往来，脾胃升降失职，木郁不达耳。

唯脾胃失化，湿浊阻遏，所以疟必有痰，痰即湿饮。

故疟发时能呕出黄涎苦水，其愈较易。

治能开其中焦，化其湿饮，最为先著。

观古人清脾、休疟、四兽等方，无不为开中化痰立法。

即久而为疟母，为黄疸、中满，皆湿热痰浊纠结不化，伤其脾胃所致。

即各种疟疾所因不同，所治各异，要不离太阴、阳明 -- 脾胃也。

脾胃一病，痰湿自生。

谚云：无痰不作疟。其信然欤！

痢疾

马 高年下痢，一日夜百余次。

舌苔白掯，身热恶心，诊脉细，饮食不纳，痢下五色，皆为忌款。

败毒散法初起的是，然须人参扶正和胃。

若喻氏痢疾门中，五色噤口不治者多。

尚祈商政是荷。

参须　败毒散　陈米　荷叶包　石菖蒲

苗 湿伤于下，风伤于上，热处于中。

湿夹热而成痢，痢下红血，湿热伤血分也。

风夹热而咳嗽，痰稠舌白，风热伤气分也。

从手太阴、阳明一脏一腑立法。

豆豉　荆芥炭　黄芩　薄荷　焦六曲　桑叶　黑山栀　杏仁　桔梗　薤白头　赤芍　通草

孙 湿温邪陷厥阴，下痢色紫后重，左脉沉小，右脉弦大，舌黄，晡热。

是阳明积热内恋，而木来乘土。

高年体虚神怯，防其厥脱。

沙参　川连　白头翁　升麻　淡芩　焦六曲　川朴　通草　楂肉　秦皮　葛根　金银花　白芍　砂仁

又 前方升阳明，泄厥阴，以提下陷之邪。今改用败毒法，祛其邪从表解，即喻氏逆流挽舟之意也。

人参败毒散去薄荷、生姜，加神曲，陈米煎汤代水。

又 舌苔灰黄，腹痛下痢，是阳明湿热积滞。

而倦怠音低，正气大虚，饮食不纳，虑延噤口重症。

仍以苦辛寒化肠胃之湿热，而开通其气，冀其谷进，热和痢减为妙。

北沙参　川石斛　川连　木香　石菖蒲　川朴　枳实　滑石　白芍　淡芩　焦楂肉　陈皮　荷叶　鲜藕

又 下痢不减，胃气略开。

病将半月，高年元气内亏，湿热未化，深恐生变。

沙参　淡芩　川连　川朴　枳实　白芍　广木香　木瓜　西洋参　茯苓　通草　荷梗

又 痢将半月，色如败酱，腹痛后重，舌苔灰黄。

湿热胶滞，肠胃不和，纳谷殊少，高年防其虚脱。

西洋参　川连　陈皮　六神曲　谷芽　青皮　当归　白芍　地榆炭　淡芩　砂仁　茯苓皮

又 考治痢方法，因于暑湿热阻滞肠胃者，不出苦辛寒药疏通理气。

若胃不纳者，谓之噤口痢，九死一生。

今高年体弱，胃不纳谷，舌色灰黄，身热腹痛，既不可补，又难用攻，只得宣通化滞，开其胃气。

白头翁汤加枳实、红曲、白芍、青皮、楂肉炭、木香、荷叶蒂、茉莉花蒂、砂仁半生半熟，炒，研、稻叶。

某 红痢日久，脾气必虚，营气必耗。

前方理中汤下驻车丸，颇验。奈轻听人言，服红曲、滑石末，致痢复剧。

脉迟缓而涩，舌薄白而底绛，渴不贪饮，口恶甜味。

素体多湿，今脾阳失运，湿又动于中矣。徐灵胎云：血痢夹湿者，胃风汤最妙。《医归·痢疾门》亦采是法。

八珍汤去地、草，加肉桂、升麻、粳米。

渊按：理中汤温运中阳，驻车丸分导湿热，从脉象迟涩看出。红曲、滑石适与相反。

李 久吃洋烟，脉沉而细。

病方三日，微寒微热，头略胀痛，昼不痢，痢在夜。

是属寒邪，而反色赤者，寒伤营也。

当以和营散寒，温通阳气为法，勿与常痢同治。

防风根 白术 陈皮 木香 白芍 桂枝三分，煎汤，炒 炮姜 砂仁

服二剂愈，应手之至。

渊按：脉细肢寒，昼不痢，痢在夜，乃脾阳不能统摄营阴也。

蔡 右脉细弦，木侮土也；左脉细弱，肾水亏也。

病由肝气而起，水不涵木也。

兹患下痢赤白，木胜土衰，湿热不化也。

华先生用补中升阳，参入育阴，从本求治，极有见地。

鄙意再参温化，乃兼顾脾肾之阳气也。

党参 茯苓 冬术 归身 阿胶 杜仲 白芍 炮姜 木香 川连 神曲 菟丝饼

尤 伏暑夹积，湿热内蕴。

胸痞呕恶，发热舌燥。

通腑之后，变为下痢，痢色红白腻冻，饮食不纳，虑成噤口。

须得胃开谷纳，痢减不呕为妙。

高年颇为重症。

川连　淡芩　白芍　陈皮　青皮　茯苓　焦楂肉　川朴　沙参　砂仁　谷芽　玫瑰花

此病两脉虚濡，脾胃元气大弱，似宜参入扶正为善。

然下痢古称滞下，起于湿热居多，早补早敛，往往受累。

此河间苦辛宣通腑滞之法，所以为痢门必采之方。

若补阴阳、治脾胃，多为久痢而设也。

宋　远行伤饥，饮酒伤胃，而成休息下痢，痢经两载不愈。

许学士香茸丸最妙，今师其意，变汤服之。

杜仲　菟丝饼　丁香　当归　白芍　炮姜　鹿角霜　木香　茯苓　砂仁

陆　《脉经》云：代则气衰，细则气少。多指阳气为言。

今下痢而得促脉，脾胃之阳微特著。

况形衰畏冷，而小便清长者乎！

唯是下痢赤者属血分，腹中痛为有积。

立方从此设想，寻其罅而通之补之，亦治病之机巧也。

附子枳实理中汤送下驻车丸。

薛　先患红痢，续加以疟，又变泄泻，泻止仍痢，两月有余。

脉弦硬。昼无小便，每交子后至辰便痢数次，小溲亦得稍通。

此伏暑湿热蕴于肠胃及厥阴，厥阴之表便是少阳，故先见热痢，后兼疟象，乃厥阴、少阳表里同病也。

疟后大便溏泄者，少阳木邪侮土也。

泻止而疟痢仍作者，胃气强旺，土不受邪，仍还厥、少两经也。

小便少者，阴气亏则渗愈少，当滋其化源也。

今清厥阴之热而举清阳，兼益肾之阴，运脾之湿，从白头翁合胃风汤意。

白头翁汤加防风、白术、白芍、五味子、大熟地、茯苓、神曲、谷芽、北沙参。

渊按：议论如秋月寒潭，开后学心思不少。方亦精妙。

王 厥阴有寒，肠中有热。

少腹冷痛，下痢红黏，身热肢寒，汗出舌腻，恶心不食，虑成噤口。

拟辛通厥阴之寒，苦泄肠中之热，用姜萸当归四逆汤加香、连、芩、楂主之。

桂枝　白芍　吴茱萸　炮姜　炙甘草　木通　当归　川连　木香　黄芩　楂肉炭　砂仁

渊按：有热深厥深之象，乃湿热积重遏肠胃，气机不得通化。宜佐通因通用法，使胶黏之邪速去。

范 肝胃不和，湿热积滞为痢。

痢延半载，仍脘腹胀痛，恶心。

治以苦辛泄肝和胃，佐以分消运化。

川连　茯苓　川朴　木香　楂肉　青皮　陈皮　砂仁　赤芍　白芍

另用驻车丸三钱，乌梅丸一钱，相和服。

又 痢减腹仍痛，肝胃未和也。

现值经来，脉弦寒热。

血虚木郁，拟养血疏肝。

八珍汤去草，加香附、木香、陈皮、神曲、砂仁。

另驻车丸、乌梅丸、归脾丸各一钱，相和服。

张 便痢白腻，如水晶、鱼脑色，小便不利，少腹偏右板窒。

诸医以为肠痈，固以相似。

然考肠痈为病，有寒有热。

《金匮》并出二方，如大黄牡丹汤，苡仁附子败酱散，概可见矣。

但此症则属寒积，脉弦紧而数，面色青而不渴，宜用温通。

肉桂五苓散加楂肉、砂仁。

又 温通已效，仍从前方加炮姜、木香。

又 欲溺不爽，溺后气向下坠，便痢白腻虽稀，然腰尻酸痛如折，全属阳虚气陷之象。仿东垣，参入前法。

西党参　升麻　冬术　肉桂　茯苓　泽泻　炮姜　木香　诃子煨　砂仁　生鹿角

此方连服三剂，大便白腻全无，脾胃已开。

按此症并非肠痈，乃寒积下痢耳。

因诸医皆云肠痈，只得委曲周旋，但从肠痈有寒有热轻轻转笔，折入温通方法。

既不碍医，又与病相合，不得不然之事也。

故志之。

某 休息痢将及五年，腹中块垒时痛，痢下仍兼干粪。

脉弦迟，苔灰白。

此虚而有寒积也。

《本事方》云：痼冷在肠胃，泄泻腹痛，宜先取去，然后调理，不可畏虚养病。

此症的是。姑拟一方备采。信则服之，疑则勿服。

参须三钱　熟附子三钱　干姜二钱　炒甘草钱半　当归钱半　酒炒　大黄三钱　酒炒川朴三钱　枳实三钱　土炒　元明粉二钱

共研细末，蜜水泛丸。每日三钱，砂仁汤送下。

渊按：痢疾湿热未清，早服兜涩，往往延成休息，用温下法颇为合拍。但大黄分量宜重一倍，否则不但积不去，且不敌姜、附之温燥耳。

张 症有变迁，治无一定。

痢疾多由积滞，而烟客中气素亏，肾气亦损。

小溲不利，肾虚阳气不化也；舌红无苔，肾虚阴津不升也。

腹不痛，无积可稽；气下注，清阳下陷。

种种虚象，所以淹缠不易奏功。

夫有胃则生，古人是训；而大烟伤气，剥削可虞。

故烟痢一症，医家难以著手。

诸宜自爱，谨慎为上。

熟地炭　白芍　川芎炭　肉桂　泽泻　归身炭　党参元米炒　冬术　茯苓　蜜炙粟壳

渊按：熟地不宜炒炭。

某 泄痢白腻，腹不痛，脉沉细。此寒也，宜温之。

吴茱萸　茯苓　木香　陈皮　炮姜　六神曲　焦白术　诃子　乌药　砂仁

李 河间论痢属热者多，而景岳论痢属寒者不少。

此症腹不甚痛，但肛酸且胀，脉紧肢寒，并不发热，兼素有寒疝，苔白不渴，寒象为多。

宗景岳论治之。

吴茱萸　茯苓　炮姜　木香　炙甘草　焦六曲　陈皮　砂仁

邢 休息痢必有积，延来两月，近今发热，湿热郁蒸于肠胃，痢色或白或赤。

化湿热以运中州，疏积滞以和气血。

勿以为日既久，遽投固涩也。

白术　川连　白芍　木香　当归　茯苓　广皮　楂炭　升麻　泽泻　防风

另资生丸、补中益气丸、驻车丸等分，相和一处。每朝服三钱，开水送下。

徐　红痢匝月，仍腹痛后重。

据云先曾发热三次。

此属中虚表邪传里。

现今脉细肢寒，太阴阳气已弱；小便艰难，膀胱气化又钝。

拟开其中焦，化其湿热，兼升阳解表，亦表里双解之法也。

柴胡　桂枝　茯苓　泽泻　川连　木香　白术　党参　砂仁　炮姜　炙甘草

张　疟后劳碌感寒，疟邪复发，更加红痢后重，此中虚气陷，湿热未楚也。用败毒散。

活人败毒散加神曲、楂炭、陈皮。

许　热伏营中，久痢纯血，腰疼腹痛。

舌苔薄白，底绛兼有紫点。

此属湿热夹瘀之候。

病将一载，法以咸苦通涩兼施。

杜仲盐水炒　阿胶川连炒　川断盐水炒　黄柏盐水炒　地榆炭　白芍　防风根　炙升麻　当归　生熟砂仁

又　投咸苦通涩之剂，诸恙皆减。仍宗前法增损。

原方去黄柏、防风，加熟地、淡芩（醋炒）、荷叶蒂。

高 三疟汗少，邪不外达，饮食不节，变增泄泻，今竟下痢红白黏腻。

自来体质气虚多湿，最怕淹缠。

急宜忌口为要。

羌独活　柴胡　前胡　川芎　花槟榔　莱菔子　陈皮　炙甘草　茯苓　山楂炭　焦六曲　木香　砂仁

金 红痢三年，腹左结块板硬不移，按之则痛，辘辘作声，即便下痢。

此瘀凝寒积，久留于肠腑。

当以温药下之。

苍术炭　川熟附　枳实炭　地榆炭　茯苓　当归　通草　桃仁炒黑，研　大黄酒炒

仁渊曰：洁古芍药汤亦治痢要方，湿热积郁结肠胃甚者，宜通下以开壅塞，使邪不久留，正气不致大伤，何数十证无一及之者，或未遇此等耳。

夫痢疾古名肠澼，夏秋湿热居多。

邪壅肠胃重而经络轻者成痢，肠胃轻而经络重者为疟疾、伏暑。

亦有经腑同病，寒热痛痢并作者。

初宜苦辛芳淡，通而化之。

夹表则活人败毒散；积重痛甚者，因而竭之，洁古芍药汤。

病有寒热虚实，药有补泻温凉，非一法所能概也。

若噤口不纳者难治，乃湿热伤胃，邪势捍格，绝不思谷。

治法虽多，须中气尚有根柢，犹或可治。

烟痢亦难治，因久吸洋烟，肾精脾气先已告困，迨痢疾一发，势即不支，故诸药不效耳。

初起视其正尚可支，急为逐邪，切勿彷徨。

辗转三五日后，脏真伤而津气竭，欲攻不能，欲补不可，即棘手矣。

若邪正并急，尤宜舍邪顾正，或温补脾胃，或清补气液，佐彻邪一二味，能受即是生机，否恐邪未化而正已脱。

但不可早用兜涩，无益而害之。

盖兜涩莫过洋烟，洋烟不灵，岂禹粮、石脂、诃、粟、榴皮能为力乎?

苟元气津液可恃，邪不自容，痢中自有去邪，邪化痢止，必然之理。

虚不受补者死，且胃气亦不可恃。平人能纳谷者，虽重可治。

烟痢脾肾脏真受伤，虽能纳谷，不过稍延时日，待胃败则死耳。

盖脾为仓廪，后天之本，肾为先天，二阴锁钥故也。

根柢一坏，神丹莫挽矣。

论脉弦急大者死，缓弱者生。

须看其所下何如。

若虚坐努责，或紫水败酱，虽腹痛后重，虚象大著矣。

切勿再进苦寒伤胃，宜温运脾肾，疏达肝木。

木达气升，其痛自止；痢随痛减，胃气亦醒。

达木用肉桂最妙，盖甘缓辛通发散为阳，最能畅达郁结也。

黄疸

王 两目身体皆黄，小便自利色清。此属脾虚，非湿热也，名曰虚黄。

黄芪一两　白芍三两　茯苓二两　地肤子二两

酒浸服。

周 伏暑湿热为黄疸，腹微痛，小便利，身无汗。

用麻黄连翘赤小豆汤表而汗之。

麻黄　连翘　杏仁　淡豆豉　茵陈草　赤苓　川朴　枳壳　通草　六神曲炒

赤小豆一两，煎汤代水。

朱　湿热内走太阴，遍体发黄，肌肤粟起，小便黄赤。
与茵陈栀子柏皮汤。

茵陈　连翘　赤苓　大黄　泽泻　黑山栀　黄柏　淡芩　通草

曾　脉形乍大乍小，面色暗晦不泽，似有一团阴气阻遏于中。
苔黄而湿，腹满足肿，小便黄赤，又有湿遏热伏之形。
色症合参，是属女劳黑疸。
变为腹满，在法难医。
姑拟泄肾热以去脾湿，仿《金匮》法。

冬瓜皮　桑白皮　地骨皮　生姜皮　黄柏　川朴　茵陈
陈大麦柴煎汤代水。

施　三疟止而复作，腹满平而又发。
今目黄脉细，面黑溺少，防延黑疸。
然疸而腹满者难治，姑与分消。

制附子　大腹皮　陈皮　麦芽　绵茵陈　赤苓　滑石　焦山栀　通草　瓜蒌皮

渊按：疸而腹满，前人未言其故。余谓肝脾脏气两伤，木土相克也，故难治。

又　面色黧黑，腹满足肿，脉沉而细。
此脾肾之阳不化，水湿阻止于中，证势甚重。
且与通阳燥湿。

四苓散加肉桂、川朴、陈皮、大腹皮、焦六曲、细辛、香橼皮、麦芽。

黄 面黄无力，能食气急，脱力伤脾之证也。用张鸡峰伐木丸。

皂矾一两，泥土包固，置糠火中，煨一日夜，取出。候冷，矾色已红。去泥土净 川朴五钱 茅术一两，米泔浸，切，炒 制半夏一两 陈皮二两，盐水炒 茯苓一两 炙甘草五钱

共研细末，用大枣肉煮烂为丸。每服二钱，开水送，饮酒者酒下。此方颇效。

仁渊曰：黄疸亦湿热郁遏之病，与伏暑、疟疾同一来路。

古人谓如盦酱，湿热壅遏不泄所致。

但有阴黄、阳黄、女劳、谷、酒之分。

同是湿热，阳黄则黄色鲜明，脉大口渴，其证多实。

治如茵陈五苓、平胃、栀子柏皮等，甚则茵陈大黄之类，开化中宫，分泄湿热从小便而出，其黄自退。

阴黄则脾肾阳气素虚，不能升化其邪，黄色暗晦，脉细皮寒，口不渴。分化湿热，宜佐通阳理脾，如茵陈五苓佐理中、真武之类。

谷疸则食伤脾胃，酒疸则酒伤肺脾，皆湿热阻而不化，各有所主。

女劳黑疸最为难治，乃内伏湿邪，更伤女劳而得。

肾精大伤，根本已坏，湿热之邪深伏厥、少，正气不能胜任故也。

又有虚黄一证，并非黄疸，乃中虚木胜，土色发见于外，其黄色淡白，小便不变，脉弱口淡，能食而无力，俗名懒黄，乃劳倦内伤之症。

宜崇土疏木，调补中气，如补中益气之类。

诸黄证虽以分泄湿热为主，尤须察其阴阳虚实，有无兼证而调之，始为尽善。

卷二

中风

钱 类中五年，偏痱在右。

元气不足，痰流经络。

近今两月谷食大增，虽为美事，亦属胃火。

火能消谷，故善食而易饥也。

调治方法，不外补养精血，息风通络，和胃化痰。

制首乌 当归 大熟地 刺蒺藜 三角胡麻 桑寄生 茯苓 半夏曲 麦冬肉 新会皮

渊按：此肝肾水亏而虚火盛者，故以滋水息风为治。

赵 风中廉泉，痰阻舌本，口角流涎，舌謇而涩，右肢麻木，仆中根萌。

拟息风和阳，化痰泄络。

羚羊角 石决明 胆星 法半夏 茯苓 甘菊炭 远志 煨天麻 橘红

渊按：痰火用事，故泻火化痰，通络息风。甘菊不宜用炭。

某 口歪于左，手废于右，肝风胃湿，互相牵掣。

舌强而謇，痰留心脾之络也。

类中显然。

党参　当归　半夏　茯神　钩钩　石决明　川断　秦艽　胆星　桑枝

渊按：脾虚生痰，肝虚生风。运脾即是化痰，养肝佐以息风，为虚实参半之治。

王　两手关脉皆见一粒厥厥动摇之象，此脾虚木盛，内风动跃之候也。

左半肢体麻木不仁，头眩面麻，此属偏枯，虑延仆中。

制首乌　当归　白芍　茯苓　陈皮　煨天麻　秦艽　石决明　刺蒺藜　池菊　钩钩　桑枝

宋　两关脉厥厥动摇之象大减，其内风有暗息之机。

左手屈伸稍安，左足麻木未愈。

今拟补肾生肝，为治本之计。

地黄饮子去桂、附。

渊按：去附、桂，水中之火尚不虚也。

金　左手脉沉弦而涩数不调，乃血虚而肝风暗动也。

右关脉独缓滑，胃有湿痰。

尺寸俱弱，金水两虚。

症见耳聋，两肩膊酸而难举，痰多，口中干腻，是其征也。

大生地　麦冬　归身　石决明　半夏　蒺藜　钩钩　橘红　牡蛎　元参　指迷茯苓丸

丁　脉左弱为血虚，右弱为气虚，气血两虚，上为头眩，半身以下皆形麻木而成瘫痪，甚则心乱神昏，此肝风夹痰所致。

法当清上补下。

淡苁蓉　大生地　天冬　牛膝　元参　菖蒲　天麻　萆薢　茯苓　陈皮　黄柏　洋参

渊按：清阳明以利机关，养肝肾以滋阴血，运脾气以化湿痰，丝丝入扣。

孙　血不养筋，肝风走络，左臂酸痛，或止或作。法当养血通络。

制首乌　当归　杞子　穞豆衣　丹参　蒺藜　苡仁　茯苓　秦艽　桑枝　红枣

蒋　酒客中虚嘈杂，木胜风动，头旋掉眩，兼以手振，此内风夹痰为患。须戒酒节欲为要。

天麻　冬术　茯苓　杞子　沙苑子　钩钩　制首乌　当归　白芍　半夏　石决明　池菊

谢　久患肝风眩晕，复感秋风成疟。

疟愈之后，周身筋脉跳跃，甚则发厥。

此乃血虚不能涵木，筋脉失养，虚风走络，痰涎凝聚所致。

拟养血息风，化痰通络。

制首乌　紫石英　白蒺藜　半夏　茯神　洋参　陈皮　羚羊角　石决明　煨天麻　枣仁　竹油　姜汁

渊按：疟后脾气必虚，风动虽由木燥，痰聚由于脾虚。

若舌苔浊腻，运脾化痰尤不可少。

薛　年已六旬，肾肝精血衰微，内风痰涎走络，右偏手足无力，舌强言涩，类中之根萌也。

温补精血，兼化痰涎，冀免偏枯之累。

然非易事，耐心调理为宜。

苁蓉干　巴戟肉　茯神　木瓜　半夏　杞子盐水炒　远志肉甘草汤制　海风藤　萸肉酒炒　牛膝　杜仲盐水炒

又　肾藏精，肝藏血，肾肝精血衰微，筋骨自多空隙，湿热痰涎乘虚入络，右偏手足无力，舌根牵强，类中之根。

温补精血，宣通经络，兼化痰涎，守服不懈，加以恬养安泰，庶几却病延年。

苁蓉干　党参元米炒　牛膝　半夏　杞子盐水炒　陈皮　续断　茯苓　巴戟肉　桑枝

又丸方

苁蓉干二两，酒煮烂，捣入　党参三两，元米炒　熟地四两，砂仁末、陈酒拌、蒸烂捣入　麦冬二两，去心，元米炒　枣仁三两，炒，研　巴戟肉三两，盐水炒　归身二两，酒炒　萆薢三两，炒　制首乌四两，炒　茯神三两　牛膝三两，盐水炒　天冬二两，去心，元米炒　半夏二两　陈皮二两五钱　杜仲三两，盐水炒　虎骨三两，炙　菖蒲一两　杞子四两，盐水炒

上药各选道地，如法制炒，共研细末。用竹沥四两，姜汁三两，捣入，再将白蜜为丸，如黍米大。用磁器装好。每朝服五钱，开水送下。

唐　风痰入络，脑后胀痛，舌根牵强，言语不利，饮食减进。久防痱中。

羚羊角　防风　制僵蚕　生甘草　羌活　远志肉　川芎　桔梗　桑叶　薄荷　钩钩

又　颈项胀是风，舌根强属痰，风与痰合，久防类中。

熟地　白芍　续断　杞子　杜仲　秦艽　当归　牛膝

渊按：实多虚少，前方恰合。后方大补，与痰阻舌本者不宜。

费 类中之后，手足不遂，舌根牵强，风痰入络所致。防其复中。

党参 大生地 制南星 白芍 秦艽 冬术 制首乌 羚羊角 虎骨 归身 牛膝 海风藤 沙苑子 茯苓 枣仁 杜仲 生苡仁 陈皮 川贝 半夏

上药煎浓三次，加竹沥二茶杯，姜汁二十匙，白蜜二杯，阿胶四两，烊化收膏。

某 劳碌伤气，肝风、阳气弛张；肥体气虚，湿热痰火扰动。

忽然磕睡，几乎跌仆，舌强言漫，右偏肢痱。此属偏中，犹幸神识尚清，痰涎未涌，或可图幸。

治以息风化痰，安神清火，冀其得效为妙。

羚羊 决明 天麻 竺黄 茯神 菖蒲 川贝 胆星 半夏 橘红 嫩钩 竹沥 淡姜汁

范 惊动肝胆，风阳与胃中之痰浊交互入络。

营卫运行之气，上下升降之机，阻窒碍滞。

周身皮肤、肌肉、关节麻木不仁，胸脘不畅，饮食无味，口多涎沫，头昏心悸。

风阳抑郁不伸，痰浊弥漫不化。

苔白而裂，大便干燥。

胃虽有湿，而肠液已枯矣。

拟清火息风，化痰渗湿，参以养血滋液。

羚羊 苁蓉干 天麻 决明 半夏 麻仁 制南星 泽泻 橘红 茯神 当归 嫩钩 姜汁 竹沥

渊按：饮食不化精微而化痰浊，致胃湿肠燥，由气秘不行，中焦升降失其常度耳。

何 右关脉独滑动如豆，此有痰浊在中焦也。

中脘皮肉觉厚，手足筋脉时或动惕，痰走经络之象。

法当攻补兼施。

朝服香砂六君丸三钱。夜服控涎丹十四粒，朱砂为衣。

陆 素有痰饮咳嗽，土弱金虚。

金虚不能制木，并不能生水；土弱不能御木之侮，并不能生金而化痰。

病情有似风痰瘫痪，足软难行，口流涎沫，舌左半无苔，口常不渴，脉虚弦滑，大便坚燥。

种种见症，皆显金土水不足而风痰有余。

病根日久，调之不易，姑拟一方备采。

苁蓉干　半夏　五味　牛膝盐水炒　麦冬元米炒　巴戟天　麻仁　熟地　茯神　陈皮　肉桂　竹沥　姜汁

吴 体肥多湿，性燥多火。

十年前小产血崩，遂阴亏火亢，肝风暗动，筋络失养，其根已非一日。

去秋伏暑而成三疟，疟久营卫偏虚，遂致内风夹痰扰络，右半身麻痹而似偏痱，调理渐愈。

今但右足麻辣热痛，痛自足大趾而起，显系血虚肝经失养。

据云腿膝常冷，足骱常热，并非足骱有火而腿膝有寒也。

想因痛处则热，上腿之处气血不足，故寒也。

至于左胫外臁皮肉之内，结核如棉子，发作则痛甚，此属筋箭，是风痰瘀血交凝入络而成，与右足之热痛麻辣不同。

今且先治其右足，姑拟一方请正。

大生地　萆薢　茯苓　阿胶　天麻　五加皮　归身　牛膝　冬术　独活　丝瓜络　木瓜

渊按：筋箭之名甚新。

仁渊曰：中风一证，昔河间言火，东垣言气，丹溪言痰，各持其说。

以余观之，要不外阴精阳气不能转输布化，或痰或火或气得以乘间窃发，阻其窍隧经络，致无故昏仆，或口噤语謇，手足偏废。

虽有脏腑经络之分，总是本虚标实。

唯本虚故容易受邪，而风也，火也，痰也。

虽名外邪，其实风即逆气所化，痰即饮食所生，火亦阳气偏盛，乃化良民为盗贼耳。

《内经》曰：人年四十而阴气自半。

阴气者，乃五脏之精气也。精气暗亏，三邪易发，故病者每在四十以后，少壮者鲜焉。

王清任《医林改错》谓全属虚证，治以大剂黄芪，虽属偏见，不为无因。

而细想病情，若非真脏大虚，安有如是猝暴！

与外感伤风、中风，岂可同年而语！

彼则贼自外来，此则衅由内起。

古人以小续命加减治一切中风，余每疑焉。

盖以辛温发散之方，而治内伤精气之病，朱丹溪曰：西北方气寒土燥，或有真中风；东南则因湿生痰，痰生火，火生风耳。

若然，则西北之病仍是外感风邪而名为中风，与猝然昏仆偏废，大相悬绝，岂可混同论治！

余生长东南，未见西北之病，读书至中风一篇，每不满意于古人焉。

肝风痰火

王　血虚肝风上逆，痰涎走络。

头眩心跳，干咳痰少，右肩臂不能举，足热无力。

养阴以息风阳，化痰以调脾胃。

党参元米炒　生地海浮石同拌　半夏　决明　沙苑盐水炒　茯神　枣仁　蛤壳　茯苓　陈皮　嫩钩　竹二青

又　治风先治血，血行风自灭；治痰先化气，气化痰自失。

生地　茯神　嫩钩　陈皮　沙苑　决明　蛤壳　枣仁　竹茹

张　头痛颠疾，下虚上实，过在足少阳、厥阴，甚则入肾，眴蒙昭尤。

此段经文明指肝胆风阳上盛，久痛不已，必伤少阴肾阴。

肾阴一衰，故目无所见，而腰痛复起也。

前方清镇无效，今以育阴、潜阳、镇逆法。

生地　龟板　杜仲盐水炒　牡蛎　茯神　枣仁　磁石　阿胶米粉炒　女贞盐水炒　沙苑盐水炒　石决明

渊按：此厥阴头痛也。三阴经皆至颈而还，唯厥阴上额交颠。

甚则入肾者，木燥水必亏，乙癸同源也。

杨　郁火内燔，气血消灼，湿热不化，酿成疡毒；四肢麻痛，眼鼻牵引，肝风内动，脾胃受戕，虑延败症。姑先清气血之燔，佐以息风通络。

羚羊角　连翘　木防己　苡仁　滑石　黑山栀　赤苓　丝瓜络　丹皮　钩钩　通草

藿香叶

渊按：湿热风火内盛，故以清火化湿，通络息风。不涉虚，故不用补。

荣　病起肝风，继增痰饮吐酸，所以口目筋掣，而胸膈不利也。

近因暑热上蒸，咽喉碎痒，暂投凉剂，喉患即解，而胸脘愈觉撑胀。

夫肝风之动，由于阴血之亏；而痰饮之乘，又系胃阳之弱。

病涉两歧，法难兼用。

今且宣化胃湿以祛痰，稍佐平肝降热。

法半夏　茯苓　陈皮　麦冬　杏仁　旋覆花　川贝　山栀姜汁炒　郁金　丹皮　白蔻仁　竹茹

渊按：此等病最难看，其实在中焦脾胃也。

盖饮生于脾，聚于胃，苟能治得痰饮，肝风无有不愈。

脾气既升，肝自不郁；胃气既降，肝自清宁。

何风之有？

朱　五脏六腑之精气皆上注于目，目之系上属于脑，后出于项。

故凡风邪中于项，入于脑者，多令目系急而邪视，或颈项强急也。

此症始由口目牵引，乃外风引动内风。

内风多从火出，其源实由于水亏，水亏则木旺，木旺则风至。

至于口唇干燥赤碎，名唇风，亦由肝风胃火之所成也。

治当清火、息风、养阴为法。

大生地　丹皮　沙参　钩钩　桑叶　羚羊角　石决明　白芍　川斛　芝麻　元参心　蔗皮　藜皮

顾　血不养筋，筋脉牵掣，昼日则安，暮夜则发，不能安卧。

病在阴经，宜养血以和经脉。

大生地　党参　黄芪　川芎　茯苓　柏子仁　当归　白芍　枣仁　桑枝

何　肝风阳气上冒，头左偏痛，连及左目难开；胸脘气胀，肝木乘胃。

法以泄降和阳。

羚羊角　蔓荆子　川连　刺蒺　池菊　钩钩　石决明　神曲　茯苓　半夏　桑叶

施　久遗下虚，肾水不足，肝风暗动，上升则头痛眩晕，乘中则或吐或泻。

近来夜寐出汗，左目锐眦赤肿，少阳木火上盛也。

法以上息风阳，下滋肾水，中和脾胃，外实腠理，用汤丸并进。

磁朱六味丸淡盐汤送下。

石决明　怀药　白芍　元参　牡蛎　沙苑子　茯神　党参　芡实　红枣　浮麦

潘　情怀郁勃，肝胆风阳上升，右目昏蒙，左半头痛，心嘈不寐，饥而善食，内风掀旋不息，痛势倏忽无定，营液消耗，虑其痉厥。

法以滋营养液，清息风阳。

务宜畅抱，庶克臻效。

大生地　元精石　阿胶　天冬　池菊　羚羊角　石决明　女贞子　白芍　钩钩

宋　服滋阴和阳法，风阳稍息。第舌心无苔，心嘈善饥，究属营阴消烁，胃虚求助于食。议滋柔甘缓。

大生地　石决明　麦冬　阿胶　白芍　大麻仁　女贞子　橘饼　洋参　茯神

渊按：舌心无苔，胃阴虚也。加炙草守中壮水更妙。

李 肝风阳气弛张，兼夹湿热，上混清窍，左耳常流清水，时或作痒，右鼻燥而窒塞，头晕沉沉。

法以息风和阳。

羚羊角　石决明　池菊　钩钩　粉丹皮　黑山栀　磁石　蒺藜　赤苓　通草　穞豆衣　左慈丸三钱

吴 上年夏季痰火迷心，神呆语乱。

愈后至今复发。现诊脉浮小弱，舌心红而苔白，语言错乱，哭笑不常。

凭脉而论，似属心风。

盖由风入心经，蕴热蒸痰所致。

用《本事方》独活汤。

独活　防风　淡苓　山栀　元参　鲜地　茯苓　甘草　橘红　竹叶　石菖蒲　胆星

渊按：心脾有伏痰积热，故见症如是。

宋 营血内亏，不能涵木，加以恼怒，肝风暗动，不时头昏脚软，防其跌仆。

今宜养血息风。

党参　当归　白芍　川贝　陈皮　茯神　枣仁　香附　橘叶　砂仁　石决明　刺蒺藜

渊按：营虚由脾不化，心不生。

党参、当归补脾以生营，砂仁、橘叶快脾以疏肝，余亦清金制木，利气养营者也。

徐 少腹之块已平，小便已利而反不禁。素有肝风脾泄宿恙，近增右手麻木。脉象弦大而滑，时觉痰多气升。此中气已虚，精血不足，内风走络，脾湿生痰。法当兼顾。

制首乌　怀山药　冬术　归身　白芍　菟丝子　沙苑子　茯苓　党参　半夏　陈皮　桑枝

朱 血与津液，其原皆禀于胃。

胃气虚则血少而风动，风煽胃中，则精液亏而火炎。

夫胃与大肠同属阳明，故上为牙痛，左肩亦痛，下则便艰而痔痛也。

头眩心跳，血虚故也。

拟养阳明气血，以滋津液为法。

制洋参　柏子仁　归身　麦冬　升麻　新会皮　元精石　黄芪　于术　茯神　荷蒂

渊按：胃气虚未必风动。

唯胃虚不能布化精微，营阴失其资生灌溉，始木燥风生。

上有牙痛，下有痔痛，津枯金燥，风火交煽矣。

又 补气血以止痛，生津液以润肠。

制洋参　熟地　黄芪　于术　当归　柏子仁　陈皮　麦冬　麻仁　生谷芽

钱 外风引动内风，头偏右痛，不能着枕。用青空膏。

羌活　柴胡　防风　川连酒炒　甘菊　焦栀　黄芩　桑叶　丝瓜络　钩钩

薛 头风痛偏于右，发则连及牙龈，甚则呕吐痰涎。

肝风袭于脾胃，寒痰流入筋络。

温补泄化为法。

竹节　白附子　黄芪　羌活　刺蒺藜　半夏　吴萸　制僵蚕　钩钩

渊按：头痛牙痛，属热者多，而亦有寒痰流络用温散者。

胡　少腹胁肋，肝之部也。

腰，肾之府也。

年老则精血枯而络脉空，肝气乘虚入络，湿热又从之为患。

补养精血，疏肝通络，兼化湿热以治之。

川楝子　香附　乌药　当归　茯苓　旋覆花　延胡　新绛　陈皮　苁蓉干　青葱管

又　补养精血，疏通脉络，胁肋之痛稍减。

唯小溲短少，夜半以后脘腹觉胀，是浊气不化也。

前方加通阳泄浊之品。

川楝子　吴萸　乌药　杞子　当归　延胡索　茯苓　车前　橘叶　苁蓉干　九香虫　两头尖　小麦芽

苏　肝阴久亏，风阳上扰不息，头顶目珠皆痛，痛则心嘈难过，漾漾如呕，多烦少寐，大便燥结。

高年当春分节阳升勃勃之际，自宜育阴息风，镇逆宁神。

生地　茯神　阿胶　沙参　鲜首乌　麻仁　沙苑子　枣仁　甘菊　石决明　炙甘草　麦冬　金器（先煎）

又　耳目昏花，初起多由风热，次则因于肝火，久则必致阴虚。

此证已及半年，其为阴虚阳亢无疑。

毓阴以和阳，壮水以制火，是定法也。

大生地　麦冬　丹皮　磁石　茯神　石决明　焦栀　元参　枣仁

沙苑子　北沙参

另磁朱丸二钱，每朝盐花汤送下。

华　病久正虚，阴阳两弱，坎离不交，夜不成寐，久卧于床，不耐烦劳。

兹因舟行跋涉，远道就诊，忽然神糊不语，两手不定，遮睛捋发，烦躁不安。

诊脉促乱，饮食不进。

想由舟中热闷，鼓动风阳，扰乱神明，卒然生变。

姑拟息风和阳，安神定志，冀得神清谷进，或可再商。

生洋参　茯苓　丹皮　沙苑　石决明　天竺黄　竹茹　枣仁　嫩钩　远志肉　金箔

渊按：痰浊为风阳煽动，堵塞神明，猝然不语，须豁痰开窍。

豁痰如羚羊、胆星、竹沥之类，开窍如牛黄、至宝、苏合之类，随证用之，或者有济。

苏　肝风上升于颠顶，原属阴亏；痰浊弥满于中宫，多因脾弱。

目痛头疼，心嘈便结，阴亏阳亢之征；舌苔浊厚，纳少恶心，胃虚浊泛之象。

高年久病，图治实难，勉拟一方备参。

人参　半夏　天麻　橘皮　元明粉　茯神　沙苑盐水炒　磁石　黄柏　元精石　干姜

又　头痛减而得寐，苔薄白而带灰。火降则神安，湿化则燥显。前方加减，再望转机。

前方去干姜、黄柏，加知母、北沙参、姜竹茹。

又　头痛虽减，风阳犹未全平。

舌苔灰白，痰浊仍未全化。

心跳若饥，营阴亏而有火。

闻喧欲晕，阳上亢而下虚。

拟养营阴以降火，和胃气而化痰，参以镇逆，佐以宁神。

制洋参　牡蛎　茯神　沙苑　石决明　大生地　半夏　陈皮　杏仁　元精石　竹茹

钦差　军事倥偬，劳心劳力，眠食无暇。

感冒风邪，引动内风，犯胃凌上，半边头痛，呕吐黄水。

拟去外风以息内风，兼和胃气而化痰湿。

录方呈电。

荆芥　秦艽　防风　天麻　石决明　陈皮　茯苓　白芷　甘菊　钩钩　半夏　竹茹　白蔻仁

某　情怀郁抑，元气内亏，心中难过，虚火肝风上逆，唇口肿痛，头眩耳鸣，食少无力，时常太息。

防其痰火神蒙之变，非轻证也。

羚羊角　沙苑子　川石斛　天竺黄　石决明　嫩钩藤　枣仁　甘菊花　元参　丹皮　灯心

又　痰火神烦不寐，防患疯癫。

枳实　天竺黄　石决明　茯神　羚羊角　胆星　川连　竹沥　姜汁　枣仁

竹沥达痰丸三钱，开水送。

朱　水亏不能涵木，阳升阴不上承。

时际春深，木旺阳升之候，是以寒热、头痛、胸痞、少寐、便结等症见也。

仿赵养葵法。

大生地砂仁拌　茯神　丹皮　柴胡盐水炒　枣仁　女贞子　麦冬朱砂拌　归身　陈皮　生姜　石决明　红枣

渊按：从逍遥散参入滋水养肝，颇有巧思。

陈　脉诊左关独弦滑，风阳夹痰上扰阳明，头额偏左连及腮齿皆痛。

拟息风阳，兼清痰火。

羚羊角　制僵蚕　桑叶　丹皮　嫩钩钩　甘菊花　石决明　鲜银花藤　刺蒺藜

另细辛三分，荆芥钱半，生石膏五钱，共研粗末，泡汤漱口。另乳香一钱，没药一钱，生南星一钱，生半夏一钱，僵蚕一钱，冰片三分，共研细末，和入陈酒、干面，调敷。

徐　丧弟悲哀太过，肝阳升动无制。

初起病发如狂，今则心跳少寐，头晕口干，略见咳嗽。

拟安神养阴，清火降气为法。

石决明　丹皮　枣仁　茯神　川贝　北沙参　广橘红　麦冬　元参　竹茹　枇杷叶

章经曰：上虚则眩。

丹溪云：无痰不作眩。

病机论曰：诸风掉眩，皆属于肝。

是眩晕不出虚、风与痰三者为患。

健忘筋惕，虚与肝之病也。

吐痰干腻，津液所化也。

从三者治之，虽不中，不远矣。

生洋参　天麻　天竺黄　川贝　茯神　制南星　石决明　牡蛎　甘菊花　牛膝　女贞子　嫩钩钩

又　眩晕虚风兼夹痰，前方布置已成斑；病来心悸宗筋缩，养血清肝理必参。

生洋参　天竺黄　天麻　川贝　嫩钩钩　羚羊角　石决明　菖蒲　茯神　大补阴丸

诸外风引动内风，头两边及颠顶俱痛。

咳嗽，舌苔白，身热，能食知味，病在上焦。

古方治头痛都用风药，以高颠之上，唯风可到也。

荆芥一钱　川芎八分，酒炒　杏仁三钱　防风钱半　甘菊花一钱　淡芩钱半酒炒　枳壳一钱　羌活钱半　藁本一钱

上药研粗末，外加松萝茶叶三钱，分三服，开水泡服。

另细辛三分，雄黄一分，研末，搐鼻取嚏。

渊按：古方清空膏一派升散，全无意义，可用之证甚少。

唐　肝风太旺，肝阴又虚。

气旺则火动而风生，阴虚则液亏而血弱。

血弱则心跳，液亏则口干。

火动故发热，风生则头痛。

拟佐金以平木，培土以息风，养血以柔肝，益阴以退热。

归身　丹皮盐水炒　北沙参吴萸三分，拌炒　枣仁　陈皮　冬术土炒　刺蒺藜　穞豆皮　茯神　白芍　橘叶

陆　阳升头痛，心虚善忘，痰火迷心，若昧若狂。

安神定志，人参可用，而腻补且缓，以其纳少痰多也。

舒郁化痰，川贝最妙，而燥劫须忌，以其舌苔干白也。

潜阳息风，须参重镇，而收涩当戒，恐反敛其痰也。

人参　茯神　川贝　石决明　蛤壳　枣仁川连三分，拌炒，研

又　脉细数，懒言倦卧，其为精气神三者皆虚。

然舌苔白腻，有痰且有饮。

再察神情，静则气怠而若虚，动则气上而自乱，是虚而有痰兼有火也。

火伏则痰不上升则静，静则虚象现；火动而痰升则躁，躁则虚象隐。

非不虚也，痰火为之起伏也。

治不越十味温胆加减。

临症各有心思，悉关根柢。

参须　川贝　茯神　枣仁　石决明　橘红

又　阴遏于外，阳伏于内。

阴如迷雾，阳若日光。

今阳为阴遏，故沉沉默默而蒙昧，脉亦为之不显。

有时阳光见，则起坐而神清，脉亦为之稍起。

顷之阴霾四合，阳气复翳，则仍昏昏如寐。

前案谓有痰饮郁于其中，十味温胆屡投不应。

再思病源起于头眩心悸，苔白多痰，常服苍术见效。

近因神乱若痴，多从事于痰火，清滋重镇，阴胜于阳，以致变幻。

然欲开阴雾，法必通阳，譬之离照当空，而后阴雾始散。

议进仲景苓桂术甘汤加味。

苓桂术甘汤加远志。

渊按：此从喻氏《寓意草》得来。

昧者见神乱若痴，从事于痰火，不思心主阳神，痰为阴物，以阴邪遏

其阳气，灵明为之蒙闭颠倒。

《内经》云：重阳则狂，重阴则癫。

癫狂二证，未可混治。

世医一见神志昏乱，多从事于痰火，由不读《内经》耳。

仁渊曰：肝风痰火，乃类中之渐也。

故次于中风之后。

原夫肝之所以生风，由肾水不足灌溉，致木燥火生，火生风起。

脾弱不能运化饮食精微而生痰浊，痰浊为风阳煽动，上盛下虚，轻则眩晕摇颤，气升呕逆，重则癫狂昏仆，与中风同类。

案中治法，大都上息风阳，下滋肾水；痰多者以化痰为主，虚多者以养阴为主；虚而寒者宜温，虚而热者宜凉。

亦有本虚标实，痰火上盛，不得不先泻火开痰，俟标邪退而再图其本。

见证虽属肝胆，而病根全在脾肾。

盖木之生也，栽培在土，滋灌赖水。

苟土厚水润，燥湿得宜，虽有大风，枝叶动而根干不摇。

唯土薄水亏，始根露干枯。

无风且萎，有风宁不摇动乎？

且脾土既虚，肺金失恃，金虚不能制木，火升转欲焚金。

将军之性，非可直制，唯咸苦甘凉，佐微酸微辛 .

经所谓：火淫于内，治以咸寒，佐以甘苦，以酸收之，以苦发之；风淫于内，治以辛凉，佐以甘苦，以甘缓之，以辛散之。

夫咸苦酸甘，益阴泻火，以柔济刚；辛味虽阳，以能通散，助金而制木也。

虚　劳

赵　血不养心，则心悸少寐。

胃有寒饮，则呕吐清水。

虚火燥金则咽痛。

肝木乘中，则腹胀。

此时调剂，最难熨贴。

盖补养心血之药，多嫌其滞。

清降虚火之药，又恐其滋。

欲除胃寒，虑其温燥劫液。

欲平肝木，恐其克伐耗气。

今仿胡洽居士法，专治其胃。

以胃为气血之乡，土为万物之母，一举而三善备焉。

请试服之。

党参　冬术　茯苓　半夏　枣仁　扁豆　陈皮　怀山药　秫米

渊按：土虚木燥，积饮内生。

原木之所以燥，由脾不运化精微而生营血以养肝木耳。

治胃一言最扼要。

宋　阴虚则阳不藏，水亏则木自旺。

金衰不能制木，脾弱更受木刑。

久病不复，便谓之损。

调补之外，何法敢施。

党参　茯神　枣仁　熟地　冬术　当归　陈皮　川贝　神曲　五味子　龙眼肉

又 阳明为阳盛之经，虚则寒栗。

少阴为相火之宅，虚则火升，咽喉燥痛、耳鸣、颧赤所由来也。

至于腹中撑胀，虽为肝旺，亦属脾衰。

心跳少寐，咳嗽短气，心营肺卫俱虚矣。

虚者补之，是为大法。

虚不受补，谓之逆候。

古有明训，后人莫得异议。

党参　怀山药　神曲　元参　白芍　茯神　大生地　枣仁　陈皮

侯 病已两月，外皮不热，而脉微数急，是里有热也。

里热属阴虚，非关表邪，并无头痛恶寒。

愈散其邪，愈虚其表，故反增咳嗽也。

若谓湿热，亦似是而非。

夫湿热蕴于中焦，必有胸痞恶心见症。

此证无之，其非湿热明矣。

近来数日腹中不和，大便溏。

且以和中为主，兼理其脾肺，再商治本可耳。

党参　茯苓　木香　广皮　砂仁　冬术　神曲　川贝　款冬花

又 和补相投，诸恙俱减。

唯脉数未静，究属元气真阴亏损。

但前之补在肺脾，再参入肾药，兼养其阴，以观动静。

党参　冬术　白芍　穞豆皮　莲肉　首乌　归身　茯苓　沙苑子　谷芽

丁 营阴虚则风阳易逆，脾胃弱则肝木易横。

心嘈、头眩、耳鸣，液涸阳升之兆。

腹胀、脘痞、厌食，脾虚气滞之愆。

今吐泻之余，实系肝强脾弱。

宗越人肝病缓中论治。

人参　茯苓　冬术　竹茹　麦冬　半夏　陈皮　橘叶　刺蒺藜鸡子黄拌炒

薛　阴亏营损，风木之脏失涵；木胜风淫，仓廪之官受制。

是以头痛肢麻、腹满嗳气、心跳少寐、掌热腰酸等症见也。

所虑水土俱弱，肝木独强。

强者难于骤服，弱者宜急扶持。

今再益营阴以抚绥之，实仓廪以堵御之，佐金气以制治之，亦剿抚兼行之法也。

大生地　归身　白芍　谷芽　怀山药　潞党参　神曲　茯神　陈皮　刺蒺藜　红枣

川连吴萸炒

张　气虚则脾弱，肝强侮其所胜，食即饱胀，腹中气冲作泄也。

扶土泄木，一定法程。

炙甘草　防风根　砂仁　陈皮　冬术　川朴五分，煎汁拌炒　焦神曲　茯苓　炮姜　白芍吴萸三分，煎汁拌炒

薛　便泄半载，脾肾两亏；脉沉细涩，阴阳并弱。

阳萎不举，精伤特甚；面白无华，气虚已极。

足跗浮肿，阳虚湿注于下；纳食嗳气，胃虚气逆于中。

调治之方，自宜脾肾双补，阴阳并顾。

然刚热补阳，恐劫其阴；滋腻补阴，恐妨其胃。

刻下节届清明，木旺土衰之候。

脾者土也，肾属坎水，一阳藏于二阴之中。

当于补土中兼顾肾脏阴阳为是。

怀山药　炮姜　炙甘草　党参　五味子　菟丝子　砂仁　茯苓　冬术　鹿角霜

如不效，党参换人参，鹿角霜换鹿茸。

宋　脾肾双补，略见小效。

今腹中鸣响，气向下坠，属脾虚气陷。

舌心光红，脉沉细数，为肾脏阴伤。

用补中升阳法。

高丽参　怀山药　冬术　炙甘草　肉果　五味子　陈皮　菟丝子　沙苑子　川断　鹿角霜　白芍

丁　养心营以济肾阴，清肝热以安相火。

生地　茯神　丹皮　黑山栀　穞豆衣　枣仁　麦冬　北沙参　五味子

吴　气血两虚，心跳头眩。

肝郁不舒，胸中痞胀。

用景岳逍遥饮参入丹溪左金丸。

大熟地　香附　当归　陈皮　白芍　茯神　枣仁　砂仁　白术　吴萸炒川连

渊按：熟地恐碍膈。头眩属痰阻中脘最多。

冯　夜凉昼热，热在上午，此东垣所谓劳倦伤脾也。

上午热属气虚，用补中益气汤补气升阳。

补中益气汤加神曲、茯苓。

李　病将半载，寒热淹缠。

前方补营，兼以疏郁，心悸腹胀仍然。

兹更便溏足肿，是脾气虚弱也，脉缓无力，当补其脾，进归脾加减法。

防风根　党参　黄芪　冬术　茯苓　大腹皮　归身　白芍　枣仁　木香　荷叶蒂

渊按：可参与桂枝、姜、枣。

赵　心肾虚而不交，脾肝虚而不调。

内风上扰，头眩心跳；中土式微，不寐纳少。

交济坎离，须借戊己以为媒；欲平肝风，亦宜培土。

党参　归身　白芍　冬术　茯神　远志　枣仁　神曲　沙苑子

钱　心脾营阴内亏，肝胆风火上逆。

内热头眩，项间结核。

脉虚形弱，治以养营。

然病由内生，不易速效。

大生地　洋参　元参　归身　白芍　石决明　茯神　嫩钩钩　穞豆衣　香附　广皮　川贝　十大功劳

汪　肾水不足，君火上炎，相火下炽，心中如燔，舌光如柿，阳事易举，阴精易泄。

拟清君以制相，益肾以潜阳。

所虑酷暑炎蒸，亢阳为害耳。

川连　淡芩　黄柏　阿胶　甘草　大生地　鸡子黄一枚，搅和冲服

另鸡子一个，破头，纳大黄三分，蒸熟。每日服一个。

又　投咸苦坚阴降火，以制亢阳，心中之燔灼、舌色之光红，已减三分之一，然上午之身热如燎者未退。

幸纳食颇增，苦寒可进，再望转机为吉。

川连　大生地　淡芩　元参　蛤壳　阿胶　元精石　甘草　鸡子黄一枚，冲服

又　舌干红，知饥善食。
水亏阳亢，土燥于中。
咸苦坚阴之剂，虽衰其燔亢之势，未能尽除其焰。
犹畏炎暑，湿热相火蒸腾。
复入清中固下，仍不出咸苦之例。

洋参　甘草　川连　生石膏　蛤壳　知母　麦冬　阿胶　大生地　黄柏末，猪胆汁丸三钱。每朝开水送下一钱。

渊按：胃气未败，可任苦寒咸润，直折其炎上之火，然亦须防胃败。虚损之所以难治者，大都如此。

金　骨格瘦小，先天元气不足。
夏秋寒热，至今不已。
脉细数弱，气血两亏。
头不痛而但身疼，或口沃清水，此胃气虚寒也。
当商温补，仿东垣法。

党参　茯苓　陈皮　桂枝　柴胡　黄芪　半夏　神曲　当归　干姜砂仁

渊按：中气虚寒，少阳胆木之气抑遏，故寒热纠缠。升阳益胃汤恰合，尤妙在加干姜。

又　补中益胃，温卫气，开腠理，诸恙皆减。仍从前法。

前方去神曲、干姜，加白术、白芍。

张　劳碌内伤脾，倦怠而无力，凛凛畏寒频，淅淅盗汗出，咳多痰

带红，食少身无热。

土衰金不生，卫虚营不摄，延来半载余，劳损难调适。

炙甘草　当归　白芍　冬术　党参　怀山药　黄芪　麦冬　茯神　五味子　红枣

渊按：此非劳倦伤中，乃劳损伤精也。所因不同，见证亦异，勿得混治。

又　益元气，补脾土，土旺而金自生，气足而力自足。

前方去甘草，加陈皮、生熟谷芽。

陈　先后天俱不足。痰多鼻血，阴亏阳亢之征；纳少腹疼，土衰木横之兆。

是以年将弱冠，犹然幼稚之形；面白无华，具见精神之乏。

治先天当求精血之属，培后天须参谷食之方。

党参　茯苓　冬术　陈皮　黑芝麻　怀山药　白扁豆　炙甘草　砂仁　建莲肉　粳米

上药为末，米饮汤调服，加白糖少许。枣汤调服亦可。

附丸方　精不足者，补之以味，当求精血之属，治其肾也。

熟地　菟丝子　牛膝　白芍　鹿角霜　山药　五味子　归身　川柏　杜仲　茯苓　甘杞子　泽泻　天冬　龟板　丹皮　山萸肉

上为末，用鲜紫河车一具，洗净，煮烂，将上药末杵和，为丸如梧子大。每朝盐花汤送下三钱。

温　卫气虚则洒洒恶寒，营气虚则蒸蒸发热。营卫并出中焦，总以脾胃为主。补脾胃则金有所恃，不必治肝而肝自驯矣。

党参　冬术　当归　川贝　玫瑰花　黄芪　茯苓　白芍　陈皮

某 咳嗽发热日久，前投补益脾胃之药六、七剂，谷食加增，起居略健。但热势每交寅卯而盛，乃少阳旺时也。少阳属胆，与肝相为表里。肝胆有郁热，戕伐生生之气，肺金失其清肃，脾胃失其转输，相火日益炽，阴津日益涸，燎原之势，不至涸竭不止也。其脉弦数者，肝胆郁热之候也。刻下初交夏令，趁其胃旺加餐。拟进酸苦，益阴和阳，清彻肝胆之郁热。考古有柴前梅连散，颇有深意。

柴胡猪胆汁浸，炒　白芍　乌梅　党参　炙甘草　淡秋石　前胡　麦冬　川连　薤白头

徐 肺脾两虚，心营亏损。咳嗽气塞，骨蒸夜热，脉形软数，面白无华。

劳损根深，夏至防剧。

怀山药　茯苓　枣仁　川贝　党参　五味子　扁豆　苡仁　款冬花　橘饼

又 脉软数为气虚；骨蒸心跳为血虚；咳嗽头眩，面色萎黄，脾肺两虚之候也。

党参　扁豆　陈皮　五味子　款冬花　茯苓　枣仁　川贝　炙甘草　红枣

奚 阳虚生外寒，阴虚生内热。

热气熏于肺则咳嗽，咳久则音哑。

肺遗热于大肠，则肛门结疡，皆阴虚之为病也。

至于阳虚之说，一则卫外之阳，一则胃中之阳。

唯胃中阳虚，呕酸水痰涎。症成劳损。

今当扶土生金。

党参　五味子　川贝　半夏　金石斛　茯苓　麦冬　扁豆　陈皮

炮姜　地骨皮　十大功劳

又　投扶土生金法，谷食反减，夜热增重，乃胃阴失降，虚阳外浮也。

夫脾宜升则健，胃宜降则和。胃为阳土，生肺金。

今诊左脉数疾，为心肝阳亢之象。

肝火戕胃，心火烁金，宜其食减热增。

夏令防剧。

金石斛　党参　谷芽　陈皮　川贝　石决明　川连　麦冬　半夏　沙参　五味子　茯苓

又　前方退心肝之火，养肺胃之阴，其热稍减而咳未平。

然此为肺虚而咳，本非易治之症。再从前法加减。

党参　川贝　桑白皮　五味子　沙参　麦冬　炙甘草　地骨皮　石决明　粳米

又　咳嗽内热俱减，唯脉之细数不退，仍为可虑。

党参　地骨皮　茯苓　白芍　川贝　麦冬　五味子　沙参　炙甘草

每晨服八仙长寿丸三钱，开水送。

张　左寸关搏指，心肝之阳亢；右关小紧，脾胃虚寒。

是以腹中常痛，大便不实。

病延四月，身有微热，是属虚阳外浮。

近增口舌碎痛，亦属虚火上炎，津液消灼，劳损何疑。

当以温中为主，稍佐清上，俾土厚则火敛，金旺则水生。

党参　炮姜　麦冬　茯苓　炙甘草　白术　五味子　灯心

渊按：坤土不能坐镇中宫，虚阳因而上浮，未可以口舌碎痛，辄进清降。

腹痛便溏，脾土虚寒已著，不得不温矣。

王 病后胃气不醒，脘腹饱胀。

近增寒热恶心，痰升气逆，咳呛口干，阻塞咽嗌，大便艰难，小便短涩，左胁有块，大如覆杯，撑攻作痛。

此因脾胃不足，肝木亢逆，清气不升，浊气不降，攻消克伐，元气愈伤，纳谷大减，津液日枯，虚火内炽，戕及肺胃，渐见火升颧赤、脉数内热之象，当成劳损。

宜以扶土为主，升清降浊，佐以泻火清金，俾得中气安和，自然饱胀渐解。

党参　升麻　川连　怀山药　延胡　茯苓　柴胡　白芍　杏仁　枳壳　通草　陈皮　半夏　川楝子　苏梗　蔷薇露　枇杷叶

渊按：痰升气逆咳呛，虽有寒热，升、柴不可用。

因攻克而元伤胃减，仍以连、楝苦寒，延、枳破气，无乃矛盾。

欲望中气安和，其可得乎！

法虽从东垣得来，但东垣不是如此用法。

用古人方，须会其意，若徒袭其貌，适为所误耳。

杨 先咳嗽而四肢无力，肺脾两虚。

加以怒动肝木侮脾，土益受戕，脘腹胸胁撑攻。

曾经吐血，乃心火乘胃，胃中瘀血上溢。

大便溏薄，每月必发寒热数次。

姑拟扶土生金，佐以平木。

异功散加白芍、川贝、麦冬、神曲、川连、吴萸炒、川朴、沉香、五味子。

渊按：乃土虚木横而胀也。川连、川朴益其胀耳。

又 就脉数内热、咳嗽、脘胁仍痛而论，乃阴虚肝郁成热。肺失清肃，仍防吐血。

北沙参　陈皮　川贝　延胡　白芍　金铃子　茯苓　丹皮　橘饼　麦冬　藕汁冲服

朱　阴虚肝郁，郁火刑金，咳嗽痰中带血，乳房颈间皆结疬痰，心空嘈杂，头眩目花，腰酸腿软，劳损之根。

治主养阴，佐以化痰。

大生地　归身　白芍　阿胶　茯神　穞豆衣　玉竹　香附　枣仁　沙参　石决明　丹皮　紫菀　川贝　钩钩　女贞子　藕节　橘叶　红枣

王　脾虚气陷，肛门先发外疡。

疡溃之后，大便作泻，迄今一月有余。

自云下部畏冷，而两脉弦硬不柔，此谓牢脉，症属阴虚。

法以温中扶土，升阳化湿。

党参　防风根　炮姜　陈皮　冬术　川芎　补故纸　砂仁　神曲

四神丸一两，资生丸二两，和服。日三钱，开水送。

渊按：虽从阴虚而起，目前脾虚阳弱，不得不先治之。

冯　病延半载，骨蒸不已，鼻血时流，周身骨痛，营阴大亏，虚火内亢。

脉沉搏数，口燥渴饮。

劳损根深，入夏防剧。

拟滋少阴，清阳明。

大生地　知母　元参　地骨皮　鳖甲　胡黄连　石膏　党参　炙甘草　麦冬　佩兰叶

丁　营阴内亏，头眩心嘈，下午微寒内热。

能食无力，胃中有热则消谷，脾虚气弱则无力也。

党参　沙苑子　茯苓　川连　枣仁　知母　女贞子　白芍　冬术　麦冬　竹茹

王　左脉空大，肾水亏也；倦怠无力，脾气弱也。

食少则阴虚，阴虚生内热，症属内伤。

补中益气加黑山栀、白芍。朝服六味丸四钱。

渊按：阴虚有二，有营中之阴虚，有肾中之阴虚。

营阴虚故从东垣，若六味地黄则治肾阴虚。

徐　二月间吐痰带血，血止之后，略兼干咳。

交清明节，咳嗽渐甚。

四月初，身加发热。

今诊脉细数，形容消瘦，行动气升。

此属肾气先亏于下，复因劳碌感邪，延绵不已。

虑成劳损，静养为佳。

阿胶　牛蒡子　炙甘草　茯苓　杏仁　川贝　款冬花　元沙参　蛤壳　枇杷叶

孙　久有咳嗽血痰之恙，今复肛门结疡，是肺遗热于大肠。

脉数音哑，劳损之根。

时当夏令，火旺金衰，颇有气逆血沸之虑。

沙参　地骨皮　阿胶　白芍　麦冬　杏仁　白扁豆　川贝　枇杷叶　丹皮　白蜜二匙，药汁调服

高　脉沉取数，其阴内亏，其热在里，劳损之候。

症见咳吐白痰，心腹不时疼痛，痛则气满，得矢气则稍宽，病兼肝郁。

据云咳嗽已及三年，初无身热，则病从痰饮而始，宜从痰饮气郁例

治之。

法半夏　炙甘草　桂木　茯苓　冬术　陈皮　川贝　神曲　归身　丹皮　白芍　香附　沉香　橘饼

又　痰饮咳嗽发热，肺肾两亏，湿热不化。
用苓桂术甘合二陈治其肺脾，都气丸兼治其肾可也。

苓桂术甘汤合二陈，加沉香、杏仁、川贝。都气丸四钱，盐花汤送下。

石　行动短气而喘，头眩心跳，得食则胀。
肝肾虚而气不纳，脾胃虚而气不运。
用补中益气送下六味丸。

补中益气汤加茯神、半夏、神曲、砂仁煎汤，送六味丸四钱。

某　费心太过，中气不足，湿热内蕴。
咽下至胸，常若空空，行动无力，臀发湿疮。
宜自安逸，防其心跳头眩。

冬术　半夏　茯苓　陈皮　归身　砂仁　党参　香附　苡仁　萆薢　桑枝

赵　脉沉数，手足冷，胸闷食少，脾胃衰弱。
大便干燥者，肠中之津液枯也。
法当温中土，润大肠，仿菟丝子丸加减。

吴茱萸　淡苁蓉　花槟榔　怀牛膝　砂仁　柏子仁　川熟附　陈皮　菟丝子　茯苓　怀山药

渊按：槟榔一味，取其沉降，直达下焦，引领辛润诸药至大肠耳，非欲其破滞气也。

又 前方加火麻仁、郁李仁、当归。

穆 思虑伤脾之营，劳碌伤脾之气。
归脾汤，补脾之营也；补中益气汤，补脾之气也。
今将二方并合服之。

党参 黄芪 冬术 茯神 归身 炙甘草 砂仁 枣仁 升麻 柴胡 制半夏 木香 陈皮

薛 肾气虚逆，非滋不纳；脾弱运迟，滋则呆滞。
然则如何而可？
曰：补肾之阳，即可以转运脾气。
从仲景肾气丸化裁。

大熟地附子三分，炒 五味子 茯苓 怀山药 肉桂心 麦冬元米炒 牛膝盐水炒 山萸肉 陈皮 紫石英 补故纸盐水炒 胡桃肉

丁 病本阳虚土弱，而乏生生之气，故脾胃大惫。
时当夏暑，温药难投。
补脾虽不若补肾，然酷暑郁蒸，湿热用事，不若补脾胃为稳。

高丽参 陈皮 冬术 炮姜 茯苓 白扁豆 益智仁 谷芽

羊 病本阴虚，时当酷暑，潮热干咳，渐入损途。
养阴冀其退热，然药宜轻不宜重，恐过滋反伤脾胃也。
健脾可以加餐，然亦不宜燥，恐燥则劫烁肺阴也。
姑拟一方备正。

生洋参 白扁豆 五味子 丹皮 麦冬肉 地骨皮 生苡仁 怀山药 沙参 茯苓 枇杷叶

奚 黄昏咳嗽，肺热也；黎明气升，肾虚也；纳食倒饱，脾虚也。

补肾纳气治其下，清金化痰治其上，运脾培土治其中，三焦并治。

大生地　沙苑子　麦冬　川贝　茯苓　怀山药　六神曲　沙参　牛膝　枇杷叶

冯　久咳痰稠，上午发热，面色青黄，左脉细数，右脉软弱。

病属上损，幸大便不溏，尚未过中及下。

加谨调养，交夏至节无变再议。

党参　炙甘草　怀山药　麦冬　五味子　青蒿酒炒　**白芍**桂枝三分，拌炒　**川贝　茯苓　白扁豆　枣仁　煨生姜**

又　咳嗽，脉细数。前上午发热，今下午亦热，阴气渐伤。

大便间或带血，脾气虚也。

从景岳理阴煎例。

扶过夏至节，一阴来复，病无增变，庶几可延。

四君子汤合生脉散，加生地、怀山药、白芍、白扁豆、川贝、阿胶、红枣。

赵　漏疡日久，阴津暗渗。

加以咳嗽气耗，考试劳神，于是咳甚气升、便溏内热、音哑喉痛等等，接踵而至。

脉象细数，已成劳损。

夫精、气、神为人身三宝，一有所伤，便为大患，况三者皆虚乎！

敢谢不敏，幸熟察焉。

沙参　甜杏仁　麦冬元米炒　**生甘草　川贝　茯苓　白扁豆　怀山药　十大功劳**

童　年已十七，天癸未通，骨骼瘦小，先天不足也。

不时鼻衄，虚火上炎也。

腹痛绵绵，中虚木横也。

曾见蛔虫，木横则虫动也。

此属童损。先天不足之症，以后天补之，难矣！

茯苓　怀山药　陈皮　当归　茜草炭　乌药　冬术　白芍　丹皮　川椒　乌鲗骨

廉　肾阴虚而气升喘逆，心阴虚而心跳少寐，胃气虚而痰饮留恋，肝风动而头眩震掉，肠液枯而大便坚干。

经云：肾苦燥，急食辛以润之。心苦缓，急食酸以收之。肝苦急，急食甘以缓之。

肠胃津枯，当滋气血，拟都气丸意。

大生地　蛤粉炒　茯神辰砂拌　半夏　炙甘草　五味子　沉香　柏子仁　石决明　怀山药　麦冬　西洋参

李　阴亏于下，气逆于上，抑塞于中，煎熬津液，气急痰凝，病成煎厥。

本属为难，而药必清滋，效非容易。

所虑酷暑将临，外受炎蒸之热，内无宁静之期，则有甚加剧耳。

鲜生地　枣仁猪胆汁炒　元参　茯神　牡蛎　女贞子　石决明　羚羊角　远志甘草汤制　竹茹

渊按：煎厥证，《内经》述之，世不多见。

大抵水亏木燥，肝家风阳夹痰上扰，阻气机，塞窍隧，与肝风痰火有同类耳。

朱　心跳少寐，是血虚也。

气攻作胀，是肝虚也。

头眩筋惕，是肝风也。

食少便溏，是脾虚也。

平肝气，息肝风，养营阴，补脾土，是其治也。

制香附　青陈皮　茯苓赤白各半　归身　白芍　沙苑子　制首乌　神曲　砂仁　姜　枣

倪　据述有时惊悸，有时肌肉顽木，或一日溏泄数次，或数日一大便，坚干难出，唯小便常红。

此心气郁结，脾气失运。

失运则生湿，郁结则聚火。

火则耗精，湿则阻气，而气机不利矣。

拟荆公妙香散加味，补益心脾，通达气机立法。

西洋参　黄芪　茯神　桔梗　远志　怀山药　麝香调服　辰砂　木香　川连盐水炒　炙甘草　麦冬元米炒

共为末，藿香、陈皮汤泛丸。每朝三钱，开水送下。

徐　昔立斋治病，每定一方，令人服数十剂，非心精识果，乌能如此！

然非病家信之真，任之专，亦乌能如此！

林也不才，何敢妄希前哲。

然审病既的，药当不谬。

从此加鞭，以图进益。

天冬　麦冬　生地　熟地　怀山药　沙参　茯神　枣仁　牡蛎　白芍　洋参　阿胶　红枣　浮麦

此妇年三十四五，从未生育，因惊恐患怔忡头昏，耳鸣火升，发热汗出，食少便坚，将及百日。

服此方三十帖，见效。

即将此方加重，煎膏常服，几及一年，全愈。

后生一子。

谢　汗多表虚，便泄里虚，腹痛中虚，气升肾虚，经停肝虚，多梦神虚。

三焦皆病，五脏无一不虚。

姑拟培土为主，以土为万物之母也。

党参　冬术　茯苓　沙苑子　怀山药　白芍　枣仁　陈皮　五味子　白扁豆　丹皮　红枣　浮麦

渊按：五脏皆虚，独治后天脾胃，诚为扼要。

然便泄腹痛，宜少佐温脾更妙，以阳虚甚于阴虚也。

仁渊曰：此编集痰饮咳嗽、五脏阴阳偏虚之证，非尽属虚劳也。

若虚劳证，经谓：有所劳倦，形气衰少，谷气不盛，上焦不行，下脘不通，胃气热，热气熏胸中，故内热。

言努力劳倦，伤其中气，致中气衰少，不能布化水谷，肺经治节不行，热气蕴于胸中，不得发越而生内热，乃伤脾胃氤氲之气也。

治曰劳者温之。

《金匮》曰：男子平人脉大为劳，极虚亦为劳。

遗精、失血、盗汗，劳之病也，治以桂枝龙牡、小建中、黄芪建中等汤，即祖《内经》劳者温之之法。

圣圣相传，后人莫得异议。

然余窃有疑焉。

盖《内经》之所谓劳，乃劳伤其中气也。

故以酸甘温煦之药，温之补之，使卫旺生营，脾胃阴阳之气有所依赖，则虚可补，劳可复。

若《金匮》则相火旺而遗精，阴精虚而火升失血，热蒸于营而盗汗，亦用甘酸温煦以养之，一则伤其中气，一则损其精血。病不同而治则同，此何故也？

近世治法，于劳倦伤中者，祖仲景、东垣。

于遗精失血者，不敢祖桂枝、建中等法，都从事于朱丹溪、葛可久滋阴之法，亦始效而终不效。

良以苦寒滋降，能平炎上之火，易伤中焦之气。

胃气一伤，百药莫治，故越人有上损及中，下损及中皆不可治之说。

然则丹溪、可久既不可恃，《金匮》方究竟可用否？

曰：仲景为千古医祖，非贻误后人者。

若内伤劳倦，于仲景、东垣法不得异议。

若遗精失血，自元明后诸贤无敢用其方者。

诚以相火方炎，阴血上溢，投以刚热，恐益其势耳。

昔人聪明才智，岂逊于今，必有试而不合者矣。

议者多疵丹溪，余则不敢出违心之论。

盖滋降之法，可暂用，不可久用。

审其胃气元气可任，暂投以平炎上之火，止其逆流之血，亦治之必须。

否则温既助火，凉则伤中，日从事于轻描淡写，坐以待毙，亦何取乎！

俟血止火降后，以甘平味厚固精纳气之药以补养之。

经曰：损者益之，精不足者，补之以味。

《难经》曰：损其肾者益其精，损其肺者养其气。

病伤精气者，仍从精气求之，庶于病情有益耳。

吐　血

叶　血止咳不已，脉沉带数，其根犹未去也。

盖气犹风也，血犹水也，咳则气逆不顺，血亦逆而不顺矣。

经络不和，血不宁静，必降其气而后血不复升，亦必充其阴而后火乃退耳。

大生地　紫菀　丹皮　川贝　赤苓　元精石　甜杏仁　沙参　赤芍　枇杷叶

渊按：此喻妙极，从《内经》天暑地热悟会得来。

尤　血止干咳，阴虚也。急以生津救肺。

沙参　丹皮　麦冬　茯神　五味子　桑白皮　蛤壳　川贝　鲜藕　甜杏仁

侯　脉数血涌，胃气大虚，胸中痞塞，大便带溏，是痞为虚痞，数为虚数。

咳血三月，今忽冲溢，唇白面青，断非实火。

大凡实火吐血，宜清宜降；虚火吐血，宜补宜和。

古人谓见痰休治痰，见血休治血，血久不止，宜胃药收功。

今援引此例。

人参一钱　白扁豆一两　川贝三钱　茯苓三钱　藕汁一杯，冲　好墨汁三匙，冲

又　脉数退，血少止，而反恶寒汗出。

盖血脱则气无所依，气属阳，主外，卫虚则不固也。

最怕喘呃暴脱。

犹幸胸痞已宽，稍能容纳。

仿血脱益气例。

经曰：阳生阴长。是之谓耳。

人参　炒扁豆　五味子　炙甘草　炮姜炭　怀山药　藕汁

又　血脱益气，前贤成法。

今血虽大止，而神气益惫，唇口面青，怕其虚脱。

欲牢根底，更进一层。

人参　炮姜　陈皮　大熟地砂仁拌炒　麦冬　冬术　炒扁豆　五味子　附子秋石汤制

灶心黄土煎汤代水。

又　肝肾之气从下泛上，青黑之色见于面部。
阴阳离散，交子丑时防脱。
勉拟镇摄，希冀万一。

人参　大熟地　紫石英　五味子　麦冬　肉桂　茯苓　青铅坎炁

又　血止三日，痰吐如污泥且臭，是胃气大伤，肺气败坏而成肺痿。
痿者，萎也，如草木萎而不振，终属劳损沉疴。
《外台》引用炙甘草汤，取其益气生津，以救肺之枯萎。
后人用其方，恒去姜、桂之辛热。
此症面青不渴，正宜温以扶阳。
但大便溏薄，除去麻仁可耳。

人参　炙甘草　麦冬　阿胶　大生地　炮姜　五味子　肉桂　紫石英

又　病势仍然，从前方加减。

前方去炮姜，加制洋参。

又　连进炙甘草汤，病情大有起色。
但咳呛则汗出，肺气耗散矣。
散者收之，不宜再兼辛热，当参收敛之品。

人参　大熟地沉香末拌炒　炙甘草　阿胶　五味子　黄芪　粟壳　大枣

渊按：如此险证，一丝不乱。景岳所谓非常之病，非非常之医不能治。

某 久咳失血，精气互伤。

连进滋补，颇获小效。

但血去过多，骤难充复。

从来血症肺肾两虚者，宜冬不宜夏。

盖酷暑炎蒸，有水涸金销之虑。

今交仲夏，宜日饵生津益气，大滋金水之虚，兼扶胃土，则金有所恃。

且精气注成于水谷，久病以胃气为要也。

制洋参　大熟地　麦冬　黄芪　怀山药　大生地　五味子　茯苓　陈皮　炙甘草　白扁豆　党参

又 血止，胃稍醒。仍守前法。

前方加粟壳蜜炙。另用白芨一味为丸，每朝服三钱。

朱 中气素虚，兼患痰饮，冬必咳嗽。

近劳碌感寒，忽气升吐血，微寒发热，汗则心嘈。

其血必三日一来，寒热亦三日一作。

盖热邪内炽，逼血上行，病在三阴之枢，恐其下厥上竭，冲溢喘脱。

麻黄　西洋参　白芍　麦冬　五味子　归身　炙甘草　黄芪　川贝　荆芥炭　茅根　藕汁

渊按：汗出心嘈，营阴虚矣。麻黄总属不宜。

邢 先天不足之体，曾发虚痰，溃而将敛。

交春阳气升发，渐觉喉痒咳嗽。

二三日来，忽然吐血。

今又大吐血，色鲜红。

诊脉细促，心嘈若饥。
一团虚火，炎炎莫御。
用药虽已清降，亦当预顾真阴。
否则恐血脱阴伤而晕。

生地　沙参　丹皮炭　茜草炭　小蓟炭　阿胶　麦冬　五味子　朱茯神　京墨汁三匙　童便一杯，冲

又　照前方加川贝、茅根。

又　节届春分，阳气勃勃升动。
血证际此，稍平复盛。
良以身中之肝阳，应天时之阳气，上升无制，故又忽然大吐。
急当休养其阴，兼以清降。
所恐火愈降而阴愈伤耳。

羚羊角　元参　鲜生地　丹皮　大生地　茯神　麦冬　阿胶　茜草炭　石决明　侧柏叶汁　茅根　藕汁

渊按：降火滋阴，亦不得不然之势。

张　阴虚内热，咳嗽痰红，脉数无神，渐延劳损。

沙参　白芍　川贝　丹皮　白扁豆　麦冬　甜杏仁　茯神　丹参　茜草炭　百合一两，煎汤代水

吴　血色紫而有块，此属肝火乘胃，瘀凝上泛也。仿缪仲醇法。

阿胶蒲黄炒　丹皮　白芍　苏子　鲜石斛　降香　大黄醋炒成炭　藕汁　黑山栀　白扁豆　枇杷叶

程　咳嗽而至于失血音哑，津液枯槁，劳损成矣。
脉形细弱，精气内亏。

《内经》于针药所莫治者，调以甘药。

《金匮》遵之而立黄芪建中汤，急建其中气。

俾饮食增，津气旺，阳生阴长，而复其真阴之虚，盖舍此别无良法也。

今仿其意而损益之。

黄芪秋石三分，化水，拌，炙焦　茯神　白芍　麦冬　川贝　生甘草　炙甘草　玉竹　沙参　橘饼

顾　酒客湿热熏蒸，肺受火刑而失清肃之令。

咳嗽音哑，吐血痰红，喉痹干燥，是皆肺火见证，尚非全属阴虚。

虽然，火亢不息，久必伤阴，究宜戒酒为上。

治以清肃高源，兼养胃阴为法。

沙参　甜杏仁　丹皮　元参　山栀　川贝　茜草炭　鸡距子　藕汁　茅根

某　始由寒饮咳嗽，继而化火动血。

一二年来血证屡止屡发，而咳嗽不已，脉弦形瘦，饮邪未去，阴血已亏。

安静则咳甚，劳动则气升。

盖静则属阴，饮邪由阴生也；动则属阳，气升由火动也。

阴虚痰饮，四字显然。

拟金水六君同都气丸法，补肾之阴以纳气，化胃之痰以蠲饮。

饮去则咳自减，气纳则火不升。

大生地海浮石拌炒　半夏青盐制　麦冬元米炒　五味子炒　紫石英煅　丹皮炒成炭　牛膝盐水炒　怀山药炒　蛤壳打　诃子　茯苓　青铅　枇杷叶蜜炙

渊按：咳血一证，非尽由阴虚。

若痰饮久咳，乃胃络受伤，胃气不降，血从气逆而来。

治痰饮，降胃气，血自止矣。

徒事滋阴，恐气愈逆而血愈多也。

范 脉虚数，两尺愈虚。

心肝脾胃俱受其病，唯肾独虚，心肝火亢，肺胃受戕。

痰由湿生，血随气逆，咳嗽黄痰带血，掌中觉热。

法宜养肾之阴，以清心肝之火，而肃肺胃之气。

大生地海浮石拌　丹皮炭　沙参　川贝　白扁豆　甜杏仁　茜草炭　生苡仁　阿胶　米粉炒　茯苓　藕节　枇杷叶

顾 头痛呕血，皆在上午，阳经之火无疑。法以清降。

犀角　羚羊角　麦冬　石决明　生石膏　知母　丹皮炒焦　竹叶　钩钩

又 清泄阳明之火，头痛已减。仍用前法。

羚羊角　元参　生石膏　麦冬　泽泻　知母　石决明　淡芩　生甘草

许 形寒饮冷则伤肺，两寒相感，中外皆伤，故气逆而咳嗽也。

咳而欲呕曰胃咳。

加以用力劳动，阳络受伤，痰中带血，久而不已，易入损门。

旋覆花　代赭石　杏仁　丹皮　郁金　半夏曲　款冬花　橘红　紫菀　茯苓　枇杷叶

某 咳嗽吐血，晡热便溏，腹中有块攻痛。

肺肾阴伤，脾阳复弱，肝木横于中矣。

饮食少纳，仓廪空虚，心如悬罄，何恃不恐?

党参　白芍吴萸三分，拌炒　怀山药　枣仁　新会皮　川贝　款冬花

丹皮炒焦　茯神　沙苑子　生谷芽

某　饥饱劳伤，其病在胃。
胃为多气多血之乡，胃伤则血从吐出。
拟和胃、降气、化瘀法。

沙参　生苡仁　丹皮炒焦　茜草炭　杏仁　郁金　炙甘草　桃仁泥　白扁豆　茯苓　藕节

某　咳嗽成劳最难治，《十药神书》传葛氏。
生津顺气化痰浊，补血安神分次第。
病经一载元气亏，节届春分恐危殆。
安谷则昌古所言，姑拟一方补脾胃。

玉竹　怀山药　生苡仁　白扁豆　川贝　茯苓　甜杏仁　款冬花　生谷芽　沙参

朱　操劳思虑，阴津元气内亏，脾失运而生痰，肺失降而为咳。
痰中带红，时生内热。
劳损之根，勿得轻视。

大熟地　川贝　生苡仁　怀山药　丹皮炒焦　甜杏仁　麦冬　茯神　半夏　枇杷叶

吕　脉数，左寸独锐，心经有火。吐血不止。法宜清养。

犀角　鲜生地　淡苓　阿胶蒲黄炒　丹皮炒焦　山栀　杏仁　茜草炭　茅根　藕节

庞　去秋咳嗽，些微带血，已经调治而痊。
交春吐血甚多，咳嗽至今不止，更兼寒热，朝轻晡甚，饮食少纳，头汗不休。
真阴大亏，虚阳上亢，肺金受烁，脾胃伤戕，津液日益耗，元气日益损。

脉沉细涩，口腻而干。

虚极成劳，难为力矣。

姑拟生脉六君子汤，保肺清金，调元益气，扶过夏令再议。

生洋参　沙参　麦冬　五味子　白扁豆　制半夏　茯神　陈皮　炙甘草　枇杷露一小杯，冲服　野蔷薇露各一小杯，冲服

生脉散保肺清金。六君子去术嫌其燥，加扁豆培养脾阴，土旺自能生金也。

不用养阴退热之药，一恐滋则腻肠，一恐凉则妨胃耳。

从来久病总以胃气为本，经云有胃则生，此其道也。

雷　久咳带血，今又音哑咽痛，此怒动肝火，肺失清肃，所谓金破不鸣。

宜培土生金，稍佐降火。

沙参　甜杏仁　白扁豆　元参　茯苓　桔梗　生苡仁　蝉衣　川贝　玉竹　白蜜　猪板油同蜜烊化，冲服

薛　吐血，鼻血，牙血，发斑，斑中出血，阳明之火极炽。而腹满濡软，少阴之气不运。病已三月，血有间断，有瘀血在腹中故也。食少，身热，脉数，其阴已虚。拟养阴化瘀，清胃和中。

大生地　五灵脂醋炒　归身炭　犀角　白芍　炮姜炭　茜草炭　茯苓　丹皮炭　焦山栀　荆芥炭　延胡索醋炒　陈皮盐水炒　鲜藕

又　血上下溢，责之中虚，而邪复扰之。

血去既多，余热上炽，鼻血时流，便血时下，中州之扰犹未已也。

安中州，清热邪，理中汤加味治之。

西洋参元米制　白术炭　牛膝炭　黄芩　炙甘草　茜草炭　丹皮炭

炮姜炭　赤苓　百草霜　伏龙肝

渊按：脾阴虚而伏热扰血分，黑归脾、黑地黄最合。

某　吐血时发时止，阳络受伤，或夹瘀凝而然，不足虑也。

血止之后，喉痒干咳，却不相宜。

夫干咳则气热而火动，火动则难免其血之不来。

倘加内热，易入损途。

刻下胃纳甚少，先议养胃阴一法。

川石斛　丹皮　郁金　茯苓　炙甘草　生苡仁　麦冬　沙参　川贝　白扁豆　鲜藕

薛　痰饮久咳，咳伤肺络，失血。脉不数，舌苔白。

不必过清，但顺气化痰，气顺则血自归经，痰化则咳嗽可止。

苏子　杏仁　川贝　茜草炭　郁金　桑白皮　丹皮　蛤壳　冬瓜子　藕节　枇杷叶

渊按：非但不可过清，直不宜清耳。

仲景云：痰饮须以温药和之。

可谓要言不繁。

华　咳嗽内伤经络，吐血甚多，脉不数，身不热，口不渴。

切勿见血投凉。法当益胃，拟理中加味。

党参元米炒　白扁豆炒焦　炙甘草　炮姜　白芍　归身炭　血余炭　丹皮炭　杏仁　藕节　陈粳米

李　伤酒吐血，血出于胃。虽属无妨，其阴久亏。

拟和胃降火法。

鲜石斛　川贝　丹皮　白扁豆　茯苓　山栀　白芍　沙参　炙甘草

元参　茅根　鲜藕

钱　内则阴虚有火，外则寒邪深袭。

失血咳嗽，又兼三疟，病已数月。

疟来心口酸痛，胸腹空豁难过。

经云：阳维为病苦寒热，阴维为病苦心痛。

此阴阳营卫之偏虚也。

拟黄芪建中法，和中脏之阴阳而调营卫；复合生脉保肺之阴，复脉保肾之阴。

通盘合局，头头是道矣。

归身炭　炙甘草　大生地砂仁炒　五味子　鳖甲　黄芪　青蒿　沙参　白芍　桂枝三分，拌炒　阿胶　麦冬　煨生姜　红枣

渊按：三疟寒热，并非阳维为病。

心口酸痛难过，乃胃有寒痰，肝有蕴热，肺胃失顺降之常，再袭寒邪而咳血矣。

腻补之方，恐不相合。

殷　肝胃不和，脘痛呕酸，兼以酒湿熏蒸于胃，胃为多气多血之乡，故吐出瘀血甚多。

血止之后，仍脘中作胀，呕吐酸水。

法宜调和肝胃，切戒寒凉。

制半夏　陈皮　郁金　乌药　桃仁泥　炮姜炭　延胡　茯苓　香附　鸡距子　苏梗

孙　热在中脘部分，时吐红痰带臭，不甚咳嗽。

病在于胃，留热伏于中宫。

法当清泄。

犀角　冬瓜子　射干　当归　桃仁　苡仁　元明粉　川贝　连翘

大黄酒浸，炒　金银花

又　不咳嗽，但吐红痰如脓，自觉灼热在胃脘之中，将及二月。

此非肺痈，乃瘀伤湿热留胃中故也。

当以清化。

川贝　冬瓜子　当归　苡仁　沙参　连翘　川石斛　金银花　赤豆　芦根

郁　历春夏秋，血症屡发。

诊脉虚弱，形容清瘦。

年方十七，精未充而早泄，阴失守而火升。

异日难名之疾，恐应褚氏之言。

治宜滋水降火，须自保养为要。

大生地　生洋参　丹皮炭　茯神　白扁豆炒焦　怀山药　茜草炭　阿胶蒲黄炒　麦冬　茅根　莲肉　鲜藕

仁渊曰：少年咳血，多起于遗精，遗精多由于妄想。

夫男子二八精道通，情欲念起。

起而不遂，则相火时动。

动而不已，致精关不得闭固，则梦交精滑。

阴精下虚，相火上炎，迫其血府，咯血之症生焉。

中年之辈，由劳碌伤阴，阴气内虚，最易怒动肝火；火迫其血，血遂上溢。

始也咯血不咳嗽；既而胃气失降，肺脏为相火煽灼，或稍感微邪，渐增咳嗽，劳损成矣。

夫咯血易治，咳嗽难医。

所以然者，咯血为火炎迫血，气逆血溢，寻其源而清之、降之、养之、和之，或不因火迫而吐者，亦随其证而调之，无有不止者。

若咳嗽则下焦阴气既虚，胃气逆而肺气亦耗，阴火时时上炎，肺无宁静之日，愈咳愈伤，愈伤愈咳，不至水涸、金枯、土败不已。

故咯血证一加咳嗽，十死八九。亦有先咳嗽而后带血者，此先损其肺，后及其肾也。

其寒热者，营卫虚而金火相争也。

盗汗者，肺气虚而卫不固，营为热迫也。

咽痛者，肺阴枯而虚火上冲。

便溏者，脾不守而金绝土败，死期至矣。

即越人上损下损及中不治之谓，盖后天之生生亦绝矣。

此论阴虚咳血则然。

若不由阴虚者，如痰饮久咳，胃气逆而络伤，过饥过饱，疾行伤其胃络，郁热壅于肺胃，负重努力，斗殴伤络，更有妇人肝经壅热，经不顺行，皆有咯血呕血证，未可见血即事滋阴凉降，须求其本而治之。

夫治血莫若顺气，气为血帅，气降而血自降，气顺而血自归经。

即咳嗽一证，切勿沾沾治肺。

盖咳虽属肺，其致咳不在肺而在肾。

夫肾，藏精者也。肾脏精虚，肾气无所依恋，上冲阳明，煽动肺脏，胃气逆不得降，肺欲不咳，安可得乎?

古人谓肺犹钟也，钟不自鸣，有击之而后鸣。

医者不去其鸣钟之具，而日磨沙其钟，钟破而鸣如故。

此言深有至理。

王应震云：见痰休治痰，见血休治血。喘生毋耗气，遗精不渗泄。明得此中趣，方是医中杰。

当三复斯言。

鼓胀水肿

陆　经停一载有余，肝气不时横逆，胸脘胁肋疼痛，呕吐酸水，大腹日满，青筋绽露，此属血鼓。

盖由肝气错乱于中，脾土受困，血海凝瘀，日积月大，状如怀子，而实非也。

今病已极深，药力恐难见效。

川楝子　丹参　归尾　香附盐水炒　延胡索　五灵脂醋炒　陈皮　砂仁　红花　淡吴萸

朱　肿胀已退，脉象较前稍大，汗出至膝而止。

阳气有流通之象，阴湿有消化之机。

今以温理中州，中州得运，庶几决渎流通，寒转为温，否转为泰矣。

然须调养百日，庶无反复之虞。

熟附子　冬术　茯苓　通草　桂枝　焦六曲　牛膝　陈皮　泽泻　姜皮

又　肿胀由乎脾肾，阳虚水湿偏淫。

通阳化湿水邪平，方法原为对证。

面目四肢俱瘪，单单大腹膨脝，更兼遗泄再伤阴，久病恐难胜任。

桂枝　陈皮　冬瓜皮　益智仁　姜皮

另：六味丸三钱，药汁送下。

王　湿热素伏下焦，皮肤顽癣。

近感风邪着腠理，陡然寒热，面目上部先肿，蔓延中下。

今大腹、阴囊、足胫悉肿。

据云阳物暴缩，足冷，似属阴寒；然鼻中热气上冲，此乃阳被湿郁，气不宣通，非阳衰可比。

夫诸湿肿满，皆属于脾，而肺主一身气化，俾得肺气宣通，斯风与湿自然而解。

射干　杏仁　大腹皮　苡仁　茯苓　泽泻　桑白皮　冬瓜子　通草

丝瓜络　沉香　琥珀　枇杷叶

渊按：阳被湿遏，肺气不得宣通，乃麻黄连翘赤小豆汤为的对。五皮饮虽加杏仁、射干，恐仍不能开泄肺表。

宋　鼻头色微黑者，有水气。

腹满足浮囊肿，水泛而侮土也。

腹中气攻胀痛，土虚则木横也。

欲泄水，必崇土；欲平气，必疏木。

吴萸炒川连　沉香　白术　葶苈子　茯苓　大腹皮　香附　陈皮　川朴　泽泻

渊按：中焦阳气伤矣，左金非崇土之方。肺失通调，膀胱不化，何不用桂枝，且能疏木。

宋　面黧腹肿，脉沉而细。

此脾肾之阳不化，水湿阻滞于中。

症防加剧，姑且渗湿通阳。

肉桂炒白芍　茯苓　猪苓　白术　大腹皮　细辛　泽泻　川朴　陈皮　焦六曲　麦芽　香橼皮

金　风湿相搏，一身悉肿，咽痛发热，咳而脉浮。

拟越脾法。

麻杏甘石加赤苓、腹皮、通草。

宋　风水者，在表之风邪与在里之水湿合而为病也。

其症头面肢体浮肿，必兼咳嗽，故为风水。

更兼食积，其腹必满。

三焦不利，法当开上、疏中、达下治之。

羌活　防风　枳壳　杏仁　大腹皮　川朴　茯苓　橘红　泽泻　莱菔子　桑皮　青葱　生姜

渊按：羌、防不如麻黄，专开手太阴之风水。

故古人有越脾、麻黄赤豆等治表实肿胀，无羌、防等方也。

细参本草，自无此等杂治。

冯　产后数十日，忽发肝风，心荡不寐，继以血崩。

今周身浮肿，气逆不得安卧，头眩，口不渴，病势夜重，血虚气胜，木旺土弱也。

土弱不制水，水反侮土。

土既受木克，又被水侮，是为重虚。

欲培土，先补火，佐以泄木，即《内经》虚者补之、盛者泻之之义。

肉桂　冬术　茯苓　泽泻　大腹皮　木香　陈皮　炮姜　神曲　通草　血珀

渊按：温而不燥，补而不滞，和养肝脾之气，以招失亡之血，其胀自消。

秦　腹胀足肿，纳食则胀益甚。

湿热夹气，填塞太阴，鼓胀重症。

川朴　赤苓　大腹皮　青皮　泽泻　枳壳　黑丑　山楂炭　甘遂面包煨　通草　生姜

宋　腹胀稍宽，足仍浮肿。运脾化湿，冀其渐平。

川朴　赤苓　大腹皮　川椒目　苍术　泽泻　陈皮　焦六曲　黑丑　通草　枳壳　生姜

渊按：二方乃湿热实胀治法。

三诊　腹满月余，得食则胀甚。

两进攻消运脾之法，胃脘之胀已松，大腹之满未化，再议疏通消导。

旋覆花　五加皮　赤苓　泽泻　槟榔　黑丑　鸡内金　木香　通草　砂仁

朱　腹满，面黄，足肿。

近因戽水受寒，又加疝痛。

脾虚有湿，肾虚有寒。

防其疝气上攻，大腹益满。

平胃散去甘草，加茯苓、小茴香、神曲、吴茱萸。

杨　脉沉，小便不利，面目、肢体、大腹、阴囊悉肿，病属里水。

鼻中流血，喉间略痛，肺家有郁热也。

拟越脾汤。

蜜炙麻黄　杏仁　甘草　石膏　白术　赤苓　泽泻　陈皮　防己　淡苓

宋　水湿侵入经络，外溢肌肉。

发汗利水诸法，效而不愈。

今拟通阳渗泄。

五苓散加巴戟肉、川朴、车前子、陈皮、牛膝、五加皮、大腹皮、姜皮。

王　病后脾虚气滞，浮肿食少，大便溏泄。

法当温脾。

党参　茯苓　泽泻　木香　冬术　炮姜　茯神　神曲　砂仁　谷芽

张 痢后阳虚，水湿不化，腹满面浮足肿，而色青黄，脉来虚细。虑延膨胀重症。

川熟附 猪苓 茯苓 白术 党参 上肉桂 泽泻 陈皮 神曲 砂仁

又 温通脾肾之阳，疏利决渎之气，冀其胀消肿退。

熟附子 肉桂 白术 猪苓 泽泻 茯苓皮 冬瓜皮 川朴 陈皮 通草

渊按：两方治半虚半实，乃通阳泄水法。

尤 脾虚木横，腹中结癖，寒热似疟，延及半载。

唯脾虚则营卫不和，故寒热。

唯肝横则气血凝滞，故结瘕。

今食少便溏，舌红口渴，大腹日满，足跗浮肿，形肉瘦削，脾肾阴阳两伤。

际此火亢金衰之候，火亢则阴益虚，金衰则木无制，深秋水土败时，虑其增剧。

急宜健运和中，稍兼消暑。

喻嘉言所谓刚中柔剂，能变胃而不受胃变，此法是矣。

冀其脾胃稍醒为吉。

连理汤加陈皮。

朱 时令水湿内袭，与身中素有之湿热相合，骤然浮肿，充斥上下三焦。

拟宣表泻里之法，以消其水。

香薷 川朴 通草 大腹皮 赤苓 泽泻 杏仁 滑石 车前子 莱菔子 葶苈子 葱白头

某　痞块由大疟日久而结，多因水饮痰涎与气相搏而成。

久则块散腹满，变为臌胀，所谓癖散成臌也。

脉细如丝，重按至骨乃见弦象，是肝木乘脾也。

口干，小便短少，是湿热不运也。

匝月腹日加大，急宜疏通水道，泄木和中。

五苓散加川朴、姜汁炒川连、青皮、陈皮、大腹皮、木香、车前子、通草。

附厚朴散

川朴姜汁炒，三钱　枳壳三钱，巴豆七粒合炒黄，去巴豆　木香晒干，研，三钱　青皮醋炒，三钱　陈皮盐水炒，三钱　甘遂面包煨，三钱　大戟水浸，晒干，炒，三钱　干姜炒黄，三钱

共为末，每服一钱，用砂仁、车前子泡汤调下。是治癖块散大成臌之妙剂。

渊按：此方诚妙，但可施正气不虚者。

若久病及老年气血衰弱之人，恐目前稍松，转瞬而胀益甚，将不可治。

用者宜审慎之。

僧　水肿自下而起，腿足阴囊，大腹胸膈，泛滥莫御。

今先从上泻下。

肺主一身之气，又曰水出高源，古人开鬼门、洁净府，虽从太阳，其实不离乎肺也。

葶苈子　杏仁　川朴　陈皮　茯苓　川椒目　生姜　大枣

控涎丹，每日服五分。

渊按：水肿实证，治法如是。

经云：其本在肾，其末在肺。

葶苈泻肺，椒目泻肾。

控涎丹不及舟车丸合拍。

某　暑湿伏邪夹积，阻滞肠胃，中州不运，大腹骤满，腹中时痛，痛则大便黏腻，色红如痢，小水短少，脉沉滑数，是积之征也。

拟大橘皮汤送下木香槟榔丸。

四苓散加橘红、大腹皮、木香、木通、滑石、砂仁末、川朴。

煎汤，送木香槟榔丸三钱。

又　气与水相搏，大腹骤满，脉沉，小便不利，大便欲泄不泄。

法以疏气逐水。

香薷　大茴香　泽泻　莱菔子　赤苓　大戟　甘遂　枳壳　黑白丑　生姜

王　内有湿热，外着风邪，风与水搏，一身悉肿。

此属风水，当发汗。

羌活　香薷　陈皮　防风　赤苓　焦六曲　通草　葱白　生姜

某　腹但胀而不满者，属气，乃木乘脾土也。

川连姜汁炒　香附　砂仁　川朴　青皮　焦六曲　怀山药　茯苓　陈皮　泽泻

渊按：黄连治胀，乃开中州湿热也。土虚木乘之胀，大非所宜。

陆　疟后湿热内蕴，脾胃之气不利，为口糜，为腹胀。

姑先和中清化为法。

川朴　川连　焦六曲　赤苓　大腹皮　枳壳　泽泻　黑山栀　陈皮　砂仁

渊按：连、朴此证甚合。

张 木旺乘脾，腹胀如鼓，形瘦脉细，症属瘅胀。法当温通。

淡干姜 茯苓 川朴 砂仁 怀山药 吴茱萸 陈皮 泽泻 大腹皮

金匮肾气丸五钱，开水送。

渊按：虚胀治法，以川朴易党参则善。

陶 年甫十三，断无忧郁之理，而腹满如臌，微微内热，将及两月，其义何居？

良以童心太甚，饥饱不调，冷热不节。

向有胃寒呕酸之疾，今反不呕，腹渐胀大，饮食不纳，内热时生。

是非劳碌伤脾而失运，寒饮停聚而腹胀也，脾虚故内热生。

单单腹胀，名之单胀，然治法不同也。

今以温利中州，稍佐苦泄，取柔中之刚，能平胃而和脾。

党参 茯苓 半夏 陈皮 白芍 川连 吴萸炒 炮姜 泽泻 川朴 冬瓜皮

渊按：饮食不节伤脾胀，宜佐消导，如鸡金、谷虫之类。

孙 疮疥平面浮起，渐至腹满胸闷气塞，小便不利，肿势日甚。

水湿之气，一无出路，证成疮臌，防加气急。

发汗而利小便，是两大法门。

麻黄 杏仁 白术 泽泻 茯苓 猪苓 葶苈子 川朴 通草 车前子 姜皮

又 肿势已平，小便通利。前方加减。

防风 白术 半夏 茯苓 陈皮 泽泻 杏仁 川朴 通草 葶苈子 车前子 葱白 头姜皮

孙 脾虚胀满，面浮足肿，小便不利，脉形细数，元气大亏，虑其喘急之变。

党参元米炒 牛膝 茯苓 巴戟肉 陈皮 泽泻盐水炒 车前子 冬术土炒 怀山药 苡仁 杞子炭 生熟谷芽

沈 先泄泻而后目盲。
服单方，目明而渐腹满，是脾虚木横。
又服草药，寒性伤中，病成臌胀。
其根已久，恐难骤效。

焦白术 冬瓜皮 川朴 茯苓 陈皮 焦六曲 大腹皮 泽泻 砂仁 苡仁 陈香橼皮

杨 两尺脉滑，湿热积滞在于下焦。
小便不利，大腹胀满，是下焦不利，中焦气不通也。

肉桂 赤苓 猪苓 白术 泽泻 大戟 神曲 陈皮 冬瓜皮 姜皮

冯 风水相搏，一身面目悉肿，咳嗽，气升不得卧，症势险重。用越脾法。

麻黄 生甘草 杏仁 石膏 赤苓 泽泻 陈皮 葶苈子 大腹皮 生姜 大红枣

又 用越脾法，虽得微汗，手肿稍退，余肿未消，咳嗽气急。
良由劳碌之人，脾胃不足，急不行运。
今以扶脾和中理气，宣达三焦，冀其气化流通。

冬术 生芪皮 大腹皮 防己 陈皮 防风 茯苓皮 冬瓜皮 姜皮

何 内有湿热生疮，外受风寒浮肿，风湿相搏，症成疮臌，防加喘急。

防风 羌活 杏仁 大腹皮 橘红 赤苓 桔梗 荆芥 川朴 桑叶 通草

杜 风水相搏，一身暴肿，上则咳嗽，喉有痰声，下则溏泄，小便不利。

发汗而利小便，是其大法。

计不出此，迁延匝月，节近清明，天气温暖，肺胃久蕴之风，从中暗化为热。

反服肾气汤方，意欲通阳化水，阳未通而阴先劫，水未化而火反起矣。

于是舌燥唇焦齿黑，心烦囊缩，胸腹肤红，危险之象，已造极中之极。

勉拟清肃肺胃，存阴泄热，以冀转机为幸。

生石膏 杏仁 通草 茯苓皮 豆豉 北沙参 麦冬 川贝 丹皮 芦根 鲜薄荷根

绿豆汤代水。

又 肺得热而不降，肝有火而上升，胃居于中，受肝火之冲激，欲降不能，而反上逆，由是呕吐不纳矣。

昨用清金以通决渎，幸水道已通，高原得清肃之令。

然中焦格拒，艮阳失游溢之权，似宜转运其中。

但肝火炽甚，徒运其中无益也。

当清肝之亢，以衰木火之威，胃不受肝之克，而中气得和，则呕可以宁矣。

川连姜汁炒 黄芩姜汁炒 半夏 泽泻 陈皮 黑山栀 竹茹姜汁炒 茯苓皮 川贝 芦根 枇杷叶

当归龙荟丸三钱 绿豆生姜汤送下。

渊按：风水坏证也。两方应变俱佳。

尤 疟止之后，腹胀足肿，湿热内归太阴，防成疟臌。

但小便清利，是属脾虚。

拟厚朴温中汤加味。

川朴 茯苓 陈皮 干姜 草豆蔻 木香 半夏 冬瓜皮 姜皮

廉 脾有湿热积气，渐渐腹满足肿，纳食则胀，证成气臌。

白茯苓 川朴 白术 苡仁 苏梗 五加皮 泽泻 陈皮 砂仁 通草

奚 湿热内阻肠胃之间，横连膜原。

膜原者，脏腑之外，肌肉之内，膈膜之所舍，三焦决渎之道路，邪留不去，是为肿胀。

胀属气，肿属水。是必理气而疏决渎，以杜肿胀之萌。

黑白丑各五钱 莱菔子一两 砂仁一两

用葫芦大者一枚，将三味纳入，再入陈酒一大杯，隔汤煎一柱香。

取出葫芦中药，炒研为末，再以葫芦炙炭，共研和。

每晨服二钱。

惠 湿伤脾肾之阳，先腰痛而后足肿，脘中作痛，口沃酸水。

用甘姜苓术汤合五苓散加味。

甘草 干姜 茯苓 白术 猪苓 泽泻 肉桂 半夏 陈皮 通草 五加皮

渊按：沃酸一证，《内经》言热，东垣言寒，究竟辛通药最效。

又 前用辛温通阳，甘淡祛湿，脘痛、足肿、呕酸等证皆除，唯跗肿未退。减其制以调之。

白术　茯苓　泽泻　川断　苡仁　牛膝　陈皮　通草　桑白皮　五加皮

薛　先足肿而后腹满，面浮，寒湿伤于下而渐上攻也。通阳化湿以利小便立法。

桂枝　泽泻　陈皮　川朴　桑白皮　莱菔子　五加皮　茯苓皮　半夏　大腹皮　姜皮

骆　疮之湿热与肝之气郁互结于里，近感风温，寒热咳嗽，骤然浮肿，证属疮臌。

苏梗　杏仁　川朴　桔梗　赤苓　泽泻　枳壳　橘红　大腹皮　茯苓　莱菔子　姜皮

又　湿夹热而生疮，风合湿而为肿。
风从外入，故寒热而咳嗽；湿自内生，故腹满而气急。
用仲景麻杏苡甘汤加味。

麻黄　杏仁　苡仁　甘草　川朴　滑石　连翘　淡苓　枳壳　莱菔子　元明粉　薄荷叶
共研粗末，滚汤泡服。

又　四肢面目肿退，而腹满未宽。
在表之风寒虽解，在里之湿热未治。
今拟宽中理湿。

赤苓　苡仁　陈皮　大腹皮　杏仁　泽泻　莱菔子　川朴　通草　枳壳　姜皮

白　火炎于上，水溢高原。

肺金受邪，面红浮肿，唇鼻俱赤，而有皮烂之形。

腹部腿足亦肿，三焦俱受其病矣。

行步咳喘，邪在手太阴无疑。

用吴鹤皋麦门冬汤泻火泄水为法。

麦冬　冬瓜皮　通草　姜皮　桑白皮　丝瓜络　枇杷叶　陈粳米

渊按：此水肿之变证也。用轻清宣化上焦，所谓轻可去实。

范　下有湿热，上受风温，初起寒热，即便周身浮肿，咳嗽气塞，似与风水同例。

拟越脾加术汤。

麻黄　葶苈子　半夏　赤苓　焦白术　桑白皮　射干　通草　杏仁　大腹皮　冬瓜皮　姜皮

诸　面肿曰风，足胫肿曰水。

盖风伤于上，湿伤于下，气道蕴塞，肺失宣降，脾失转输，上则咳喘，下则溲涩，中则腹满，而水肿成焉。

证名风水，载于《金匮》。

病在肺脾，法以开上、疏中、渗下，从三焦分泄。

二陈汤　前胡　射干　川朴　泽泻　车前子　羌活　桔梗　桑白皮　大腹皮　通草　姜皮

范　伏邪湿热，内蕴太阴阳明。

身热腹满，面浮足肿，两膝酸痛，小便短少。

拟通经络以解表，燥湿热以清里。

羌独活　防风　川朴　陈皮　大腹皮　苡仁　柴胡　前胡　泽泻　赤苓

渊按：湿热作胀，病在太阴阳明脾胃，从败毒散加减，以分疏其内伏之邪。

既有身热，宜佐苦寒一二味泄之，所谓苦辛通降，甘淡分利之法也。

仁渊曰:《内经》言胀者，皆在脏腑之外。

排脏腑而郭胸胁，此气胀也。

其本在肾，其末在肺，此水胀也。

五脏六腑皆有胀，统气与水而言之也。

石瘕、肠覃，女子血凝气滞而病胀也。

后贤分虚实寒热，在气在血，法已大备，似无庸再议。

然余观劳损者病在精，肿胀者病在气，无论气臌、水臌、血臌，最重在肺脏。

盖肺主一身治节，管领五脏六腑之气。

肺气一伤，周身治节不行，于是脾失健运，肝木横逆而为气臌；肾失枢转，膀胱水道不利而为水臌；肝失疏泄，气滞血凝而为血臌。

谓非皆由肺气伤残，不能化水、化血、自化之病乎？

虽然，所因甚多，所病各异。

从外感而得者多暴多实多热，从内伤而得者多缓多虚多寒。

水肿多实证，其来也暴；气肿多虚证，其来也缓；湿热肿在虚实之间，其来不暴不缓，必先见别证而后胀满。

若水肿之咳逆喘呼，非大实，即大虚，不可不辨。

实则肺气壅塞不降，虚则肾气奔逆不纳。

虚证固宜温补，实证必须泻降。

如水肿实证，即舟车、禹功，亦不为峻，但不可过剂。

经云：大毒治病，十去其六。或从虚实间进之法，投峻药一服，续投调理药三二日，再进一服最稳，余验过数人。

至单腹胀，乃脾肺肾真气败坏，全属虚证。血臌、肠覃、石瘕，虽病在血分，不可专求之血，宜导气以通血。气为血帅，古人明训，不可不知也。

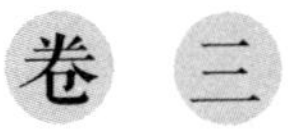

积聚附虫积

孙 厥阴寒气乘胃，直犯中州，虫动不安，腹痛如刀之刺，口吐酸水清涎。

法宜辛温，佐以酸苦，泄之通之。

川楝子　延胡索　川连　青皮　吴茱萸　川椒　焦楂炭　乌药　使君子　竹二青

金 少腹两旁结块，渐大渐长，静则夹脐而居，动则上攻至脘，旁及两胁，已八九年矣。

据云始因积经半载，疑其有孕，及产多是污水，后遂结块。

想是水寒血气凝聚而成。

甘遂面包煨，三钱　香附盐水炒，一两　三棱醋炒，一两　蓬术醋炒，一两　桃仁炒，五钱　肉桂另研，一钱　川楝子五钱，巴豆七粒合炒黄，去巴豆　五灵脂醋炒，五钱　地鳖虫酒浸，炙，廿一个

共研为末，炼白蜜捣和为丸。每服十丸，日三服。

渊按：水寒血气凝聚冲脉之分，果是实证，此方必效。

金 脐以上有块一条，直攻心下作痛，痛连两胁。

此属伏梁，为心之积，乃气血寒痰凝聚而成。

背脊热而眩悸，营气内亏也。

法当和营化积。

当归　半夏　瓦楞子　香附　丹参　茯苓　陈皮　木香　延胡索　川楝子　砂仁

渊按：眩悸亦寒痰为患，未必即是营虚，否则背脊之热何来。

又　投化积和营，伏梁之攻痛稍缓，背脊之热亦减。仍从前制。

前方去茯苓、瓦楞子、木香，加茯神、玫瑰花。

王　腹中癖块，渐大如盘，经事不来，腰酸带下。此属营虚气滞，瘀积内停。近日水泻，伤于暑湿。当先治其新病。

平胃散去甘草，加芍药、香附、吴茱萸、焦六曲。

又　腹块如覆盘，上攻则痛，下伏则安。足跗浮肿，时时沃酸。从肝脾胃三经主治。

川楝子　延胡索　吴茱萸　川椒　木香　蓬莪术　制香附　陈皮　茯苓　川连姜汁炒

又　腹中结块，内热微寒，四肢无力，口沃酸水。肝脾气郁，营卫两亏，劳损之象。

党参　香附　当归　丹参　川楝子　川椒　延胡索　冬术　干姜　青蒿梗　神曲　大枣

渊按：内热微寒，乃肝脾郁结，肺金治节不行，营卫不调也。宜参逍遥、左金法。

丁　肝之积，在左胁下，名曰肥气。日久撑痛。

川楝子　延胡索　川连　青皮　五灵脂　山楂炭　当归须　蓬莪术　荆三棱　茯苓　木香　砂仁

又 左胁之痛已缓。夜增咳嗽，寒痰走于肺络。宜肺肝同治。

旋覆花　杏仁　川楝子　荆三棱　茯苓　款冬花　半夏　新会皮　蓬莪术　新绛　青葱管

蒋 少腹结块，渐大如盘。此属肠覃，气血凝滞而成。拟两疏气血。

香附　五灵脂　红花　当归　泽兰　桃仁　延胡索　丹参　陈皮　砂仁

大黄䗪虫丸，每服二十粒，开水送。

金 气从少腹上冲咽嗌，则心中跳，胁中痛，初起寒热而呕，此奔豚气之夹肝邪者也。

半月以来，寒热虽止，气仍上逆。脉沉弦小。

宜宗《金匮》法。

二陈汤去甘草，加当归、白芍、吴茱萸、香附、川朴、槟榔、苏梗、沉香、姜汁、东行李根。

又 奔豚之气渐平，脘中之气未静。当从肝胃求治。

淡吴萸　半夏　香附　川楝子　延胡索　茯苓　焦六曲　陈皮　白芍　蔻仁

丁 久患休息痢，止数日后，气攻胸脘板痛，上下不通，几至发厥，须大便通始减其痛。

匝月大便仅通三次。板痛者聚而成块，偏于右部，是脾之积也。

脉沉紧而细，当与温通。

熟附子　淡干姜　川朴　陈皮　茯苓　香附　大腹皮　延胡索　沉香化气丸　东垣五积丸

米 右关尺牢弦，腰腹有块攻痛，是肝肾之积在下焦也。用缓消止痛法。

肉桂 雄黄 尖槟榔

共研细末，用独头蒜捣丸。早晚服各五丸，开水送。

渊按：雄黄散结，槟榔破滞，肉桂温散下焦沉寒痼冷，又能温脾疏肝。丸以独蒜，以浊攻浊，深得制方之妙。

唐 经停十月，腹微满，脉沉细涩，脐上心下块长数寸。

是属伏梁，因七情恚怒气郁痰凝所致。

经曰：大积大聚，其可犯也，衰其大半而止。

洁古谓：养正积自除，不得过用克伐。

今拟开郁正元散法，理气行血，和脾化痰，寓消于补之中。

二陈汤加归身、川芎、冬术、山楂炭、延胡索、香附、麦芽、苏梗、砂仁、茺蔚子。

钱 少腹有块，痛则经来如注，气升如喘。冲脉久伤，肝木肆横。

香附醋炒 紫石英 当归 白芍酒炒 木香 三棱醋炒 大熟地 牛膝 小茴香盐水炒 青皮醋炒

某 前年秋季伏暑症中，即结癥瘕，居左胁下。

春来下午必发微热，晨必吐痰，食面必溏泄。

此当时热邪未清，早进油腻面食，与痰热互相结聚于肺胃之络，当以攻消为主。

柴胡三钱 酒炒 青皮一两，巴豆五钱同炒，去豆 三棱五钱，醋炒 蓬术五钱，醋炒 雄精一两 大黄一两，皂荚子三粒合炒，去皂荚子

上药为丸，每服一钱。下午服六君子丸三钱。

渊按：柴胡、青皮疏肝胆而升清，莪、棱破滞气而消块，大黄攻热积，

巴豆逐寒积，皂子去油腻之积，雄精开结化痰也。

无坚不破，无攻不利，正气不虚者可用。

陈 病起逢食则呃，食入则胀。

今脐上至心下一条胀痛，坐久则知饥，行动则饱胀。

此属伏梁。

胃为心之子，故胃亦病也。

仿东垣五积治例。

川连 吴茱萸 干姜 陈皮 香附 半夏 茯苓 丁香 延胡索 五灵脂

渊按：所谓食呃也。病在肠胃。

钱 脉微细，阴之象也。

少腹有块，上攻及脘，自脘至嗌一条气塞，发作则大痛欲厥，头汗如雨。

用方大法，固宜以温通为主矣。

唯舌有黄腻浊苔，便泄臭秽，必兼湿热；而块痛得按稍减，中气又虚。

方法极难周顾，尚祈斟酌是荷。

川楝子 乌药 肉桂 乌梅 木香 淡吴萸 泽泻 延胡索 茯苓 川连酒炒

又 下焦浊阴之气，上干清阳之位，少腹胸胁有块，攻撑作痛，痛甚发厥。

昨用温通，病势稍减，脉仍微细，泄仍臭秽，恶谷厌纳，中气大亏，阴气凝结，

当脐硬痛。恐属脏结，攻之不可，补之亦难，诚为棘手。

肉桂 吴茱萸 炮姜 枸杞子 乌药 木香 延胡索 金铃子 白

芍　茯苓　泽泻　萱花　金橘饼

丁　小肠遗热于大肠，为伏瘕，腹中微痛。用圣济槟榔丸。

槟榔炒　桃仁　当归酒炒　青皮酒炒　沉香　火麻仁　党参元米炒　茯苓烘　木香烘　乌药烘　大熟地砂仁拌炒　白芍酒炒

上药为末，用神曲三两，煮糊为丸。每朝三钱，开水送。

伍　胸脘有块，大如碗，每午后则痛，甚于黄昏，连及背胀，时沃清水，诸药无效。

枳壳九枚，纳入阿魏三钱，炙焦　牡蛎二两　肉桂三钱　白蛳螺壳二两

共炙为末。每痛发时服一钱，开水送。

渊按：枳壳破气。阿魏佐肉桂散寒，以浊攻浊。牡蛎软坚。白蛳螺壳始用于丹溪，云化伏痰，消宿水。

周　食填太阴，肝气欲升而不得，胃气欲降而不能。

气塞于中，与食相并，脘胁疼痛，气攻有块，汤饮辄呕，上不得纳，下其得出。

法当疏运其中。

半夏　橘红　青皮　莱菔子　川朴姜汁炒　吴茱萸　赤苓　白蔻仁研冲

另苏梗、枳壳、槟榔，三味摩冲。

丁　脉迟细，脘中有块，纳食撑胀，腹中辘辘作声，嗳腐吞酸，大便坚结。

此脾胃有寒积也。

当以温药下之，仿温脾法。

附子制　干姜　枳实　大黄　桂木　陈皮　半夏

洪 结癖累累，久踞腹中。

年逾六旬，元气下虚，中气已弱，肝气肆横，腹渐胀满。

脉沉弦细，细而沉为虚为寒，沉而弦为气为郁。

病关情志，非湿热积滞可比，攻消克伐难施。

拟商通补，补者补其虚，通者通其气。

六君子汤加苏梗、肉桂、香附、川朴姜汁炒、白芍、生姜。

冯 脉右关滑动，舌苔黄白而腻，是痰积在中焦也。

左关弦搏，肝木气旺，故左肋斜至脐下有梗一条，按之觉硬，乃肝气入络所结。

尺寸脉俱微缓。泄痢一载，气血两亏。补之无益，攻之不可，而病根终莫能拔。

根者何？痰积、湿热、肝气也。

夫湿热、痰积，须借元气以运行。

洁古所谓养正积自除，脾胃健则湿热自化，原指久病而言。

此病不谓不久，然则攻消克伐何敢妄施。

兹择性味不猛而能通能化者用之。

人参　茯苓　于术　青陈皮　炙甘草　泽泻　枳壳　神曲　茅术　当归土炒　黄芪白芍吴萸三分，煎汁，炒　防风根

又 丸方：

制半夏三两，分六分：一分木香二钱，煎汁拌炒。

一分白芥子二钱，煎汁拌炒。

一分乌药三钱，煎汁拌炒。

一分金铃子三钱，煎汁拌炒。

一分猪苓二钱，煎汁拌炒。

一分醋拌炒。

炒毕，去诸药，仅以半夏为末，入雄精三钱，研末，射香一分，独

头蒜三个，打烂，用醋一茶杯，打和为丸。

每晨服一钱五分，开水送。

渊按：制法极佳，通化肺脾之痰，疏理肝胆之结。

丸法亦有巧思。

诸凡与此证相类者，皆可用之。

曹 寒饮痰涎气血凝结成癖，踞于脘肋，下及腰间，久必成囊而为窠臼。如贼伏于隐僻之处，一时难以攻捣。昔许学士有此论，法当内和脾胃，外用攻消，今仿其意。

半夏 茯苓 乌药 白芥子 当归 青皮 泽泻 吴茱萸 延胡索 桂枝 杜仲姜汁炒 生木香 生熟谷芽

华 脾虚胃弱，则湿热不运而生痰。

痰停中脘，则食不化而成积。

胃脘结块，按之则痛，面色青黄，木乘中土。

饮食少纳，虑延胀满。

党参姜汁炒 半夏 陈皮 川朴 茯苓 白芥子 山楂肉 砂仁 六曲 鸡内金

丁 血虚木横，两胁气撑痛，腹中有块，心荡而寒热。

病根日久，损及奇经。

经云：冲脉为病，逆气里急；任脉为病，男疝女瘕。阳维为病苦寒热；阴维为病苦心痛。

合而参之，谓非奇经之病乎？调之不易。

黄芪 党参 茯神 白薇 枸杞子 沙苑子 白芍 当归 陈皮 香附 紫石英

又 和营卫而调摄奇经，病势皆减。唯腹中之块未平。仍从前法增损。

前方去枸杞子，加砂仁、冬术。

孔 病由肝气横逆，营血不调。

腹中结瘕，脘胁攻痛，渐致食减内热，咳嗽痰多，当脐动跳，心悸少寐，口干肠燥，而显虚劳血痹之象。

极难医治。姑仿仲景法。

党参 茯苓 枣仁 乳香 没药 桃仁 当归 川贝 香附 白蜜 地鳖虫酒炙

又 前方养营化瘀，下得血块两枚，腹满稍软，内热咳嗽未减。今且和营启胃，退热止咳，再望转机。

西党参 茯苓 丹参 广皮 血余炭 川贝母 杏仁 当归 阿胶 地鳖虫

又 气滞血瘀，腹满有块攻痛，内热已减，咳嗽未平。拟两和气血方法。

党参 香附 郁金 茯苓 山楂肉 延胡索 当归 杏仁 阿胶 桃仁 沉香 血余炭

又 咳嗽不止，腹仍满痛。肝肺同病，久延不已，终成劳损。

桃杏仁 车前子 川贝 当归 丹皮 阿胶蒲黄炒 旋覆花 苏子 茯苓 新绛

许 腹痛，大便泄出细虫，延来日久，中气渐虚，此胃中寒积也。法当温中补中。

川连盐水炒 炮姜 木香 白芍 白术 使君子 吴茱萸 乌药 川椒 伏龙肝煎汤代水

某 阅病源是属虫病无疑。虫由湿热所化，脾土不运而生。

其发于月底之夜，原由脾胃虚寒，寒属阴，故夜发也。

寒久化热，土虚木强，其发移于月初，必呕吐胸热，两乳下跳，虫随酸苦痰涎而出，多寡不一，

或大便亦有，腹中微痛，虽口渴甚，不能咽水，水下复呕，呕尽乃平，至中旬则康泰无恙矣。

所以然者，月初虫头向上，且病久呕多，胃阴亏，虚火上炎，故胸中觉热。

虚里跳动，中气虚也。

中气者，胸中大气，脾胃冲和之气，皆归所统。

脾胃中气虚甚，故跳跃也。

病延一载有余，虫属盘踞，未易一扫而除。

图治之法，和中调脾，杜生虫之源；生津平肝，治胸热口渴；化湿热，降逆气，以治呕吐。

久服勿懈，自可见功。

欲求速效，恐不能耳。

川楝子　芜荑党参元米炒　白术　青皮　制半夏　白芍　茯苓　焦六曲　干姜　陈皮　榧子　蔻仁　使君子肉

渊按：病从脾胃寒湿而来，湿郁生热，热郁生虫，变成本寒标热。本寒则藏真伤而气结生积，标热则湿热阻而虫属内踞。

吴 喜食生米，积聚生虫。腹痛面黄，口流涎沫，虫之见症无疑。

先拟健脾化虫。

茅术米泔水浸　青皮　鹤虱　榧子炒，打　芜荑　尖槟榔　陈米炒黄

共研为末。每朝调服三钱，略用砂糖少许。

马 心之积，名曰伏梁，得之忧思而气结也。

居于心下胃脘之间，其形竖直而长。

痛发则呕吐酸水，兼夹肝气、痰饮为患也。

开发心阳以化浊阴之凝结，兼平肝气而化胃之痰饮。

桂枝　石菖蒲　延胡索　半夏　川连　吴萸炒　茯苓　川楝子　陈皮　蔻仁　郁金　瓦楞子

朱　久有伏梁痞痛呕酸之患，是气血寒痰凝结也。

自遭惊恐奔波，遂至脘腹气撑，旁攻胁肋，上至咽嗌，血随气而上溢，甚至盈碗盈盆。

两载以来，屡发屡止，血虽时止，而气之撑胀终未全平。

近来发作，不吐酸水而但吐血，想久伏之寒化而为热矣。

立方当从气血凝积二字推求，备候商用。

郁金　香附醋炒　丹参　茯苓炒黑　丹皮　苏梗　延胡索醋炒　韭菜根汁一酒杯，冲　童便冲　鲜藕

另：用云南黑白棋子二枚，研细末。用白蜜调，徐徐咽下。

渊按：血从惊恐而来，所谓惊则气乱，恐则气下。

气乱血逆，必然之理。

棋子治何病未详。

又　肝郁化火，胃寒化热，气满于腹，上攻脘胁，则血亦上出。

前方疏理气血之壅，病情稍效。

今以化肝煎加减。

盖肝胃之气，必以下降为顺，而瘀凝之血，亦以下行为安。

气降而血不复升，是知气降而火降，瘀化而血安，必相须为用也。

郁金　三棱醋炒　延胡索　川贝　青皮　桃仁　泽泻　焦山栀　茯苓　苏梗　丝瓜络　鲜藕　鲜苎麻连根叶

范　素有肝胃气痛，兼夹寒积。

脘腹胀满，痛及于腰，咳不可忍。

舌苔白腻，渴不欲饮。

大便似利不利。

脉沉弦而紧。

恐属脏结，颇为险候。

非温不能通其阳，非下不能破其结，仿许学士温脾法。

制附子　干姜　肉桂　川朴姜汁炒　生大黄　枳实

渊按：咳不可忍，上焦之气亦闭矣。所谓五实证非耶？

又　脘腹胀满，上至心下，下连少腹，中横一纹，如亚腰葫芦之状。

中宫痞塞，阴阳结绝，上下不通，势濒于危。

勉进附子泻心一法，温阳以泄浊阴，冀其大便得通。

否则恐致喘汗厥脱，难以挽回。

制附子　川连姜汁炒　川朴姜汁炒　生大黄酒浸

长流水煎。再服备急丸七粒，砂仁汤送下。

又　两投温下，大便仍然不通，胸腹高突，汤水下咽辄吐，肢渐冷，脉渐细，鼻煽额汗，厥脱可忧。

按结胸、脏结之分，在乎有寒热、无寒热为别。

下之不通，胀满愈甚，乃太阴脾脏受戕，清阳失于转运。

崔行功有枳实理中一法，取其转运中阳，通便在是，挽回厥脱亦在是。

唯高明裁酌之。

此证死。

仁渊曰：五积六聚，积属脏而不移，聚属腑而无定。

又曰癥瘕，癥者真也，其块不散；瘕者假也，聚散不常。

夫五积虽分属五脏，不过分其部位病形，使学者有所遵循耳。

究在脏腑之外，乃寒痰、汁沫、瘀血凝结于膜壑曲折之处，因脏气不能运化，积年累月，受病非一途。

先宜观其虚实，即形气实者，亦不可专于攻伐，况夫虚多实少！

且痞气、肥气，多于奔豚、伏梁，即今之癖块居脘胁之下，因久疟而生者十七八，又名疟母。

由服药不当，或早用堵截，或饮食不节，致湿热痰浊漫无出路，郁于膜原之分，中气不化，日久成积。

初宜开化其邪，兼调营卫，中虚者先调其中，湿热化而块自消，中气和而块亦消。

养正逐邪，各有分寸。

六聚较积轻浅，病在气分，营卫不和，气聚有形，必夹肝邪，疏肝和脾以调气机，自效。

积聚之证，大抵寒多热少，虚多实少。

桂枝、肉桂、吴茱萸为积聚之要药，能温脾疏肝，使气机通畅故也。

盖气温则行，血寒则凝，运行其气，流通其血，为治积第一法。

有热再佐连、柏之类，参以活变。

若虫积乃由湿热食滞而生，或寒邪郁其湿热，肠胃之气不化，而九虫生焉。

《千金方》分属五脏，不过分病形以定治法耳，未免凿空。

盖无论何虫，不过伏在肠胃曲折之处。

如果伏于五脏，必然五脏被咬，其人尚能生乎！

虫积既从湿热食滞而生，固多实证，治无补法。

即久虚亦必先去其虫而后调补之，不可泥养正积除之说也。

脘腹痛

胡　腹中雷鸣切痛，痛甚则胀及两腰，呕吐酸苦水。

此水寒之气侮脾，乃中土阳气不足也。

温而通之。

附子理中汤去草，加川椒、吴茱萸、水红花子。

又　脾脏虚寒，宿积痰水阻滞，腹中时痛，痛甚则呕。仿许学士法。

附子理中汤加当归、茯苓、吴茱萸、枳实、大黄。

渊按：温下之法甚善，惜以后易辄耳。

又　腹痛，下午则胀，脉沉弦。

此属虚寒夹积。

前用温下，痛势稍减。

今以温中化积。

川熟附　党参　干姜　花槟榔　茯苓　当归　青皮　陈皮　乌药

又　腹痛三年，时作时止，寒在中焦，当与温化无疑。

然脉小弦滑，必有宿积。

前用温下、温通两法，病虽减而未定。

据云每交午月其痛倍甚，则兼湿热，故脉浮小而沉大，按之有力，此为阴中伏阳也。

当利少阴之枢，温厥阴之气，运太阴之滞，更参滑以去着法。

柴胡　白芍　枳实　甘草　吴茱萸　茯苓　木香　白术

另用黄鳝三段，取中七寸，炙脆，共研末，分三服。

渊按：既知宿积，何不再进温下？

三年之病，谅非久虚。

脉浮小沉大，乃积伏下焦。

盖痛则气聚于下，故脉见沉大。

此论似是而非。

又　腹痛，左脉弦，木克土也。

仲景云：腹痛脉弦者，小建中汤主之。若不止者，小柴胡汤。

所以疏土中之木也。

余前用四逆散，即是此意。

然三年腹痛，痛时得食稍安，究属中虚；而辘辘有声，或兼水饮。

今拟建中法加椒目，去其水饮，再观动静。

老桂木　白芍　干姜　炙甘草　党参　川椒目

渊按：此寒而有积，为虚中实证，与建中甘温不合，故服之痛反上攻，以甘能满中，胃气转失顺下也。

又　用建中法，痛势上攻及胃脘，连于心下，左脉独弦滑，是肝邪乘胃也。姑拟疏肝。

金铃子　延胡索　吴茱萸　香附　高良姜　木香　白檀香

沈　肝胃气痛，发则呕吐酸水。治以温通。

二陈汤去草，加瓜蒌皮、吴茱萸、白胡椒、当归、香附、川楝子。

时　脘痛不时发作，曾经吐蛔，兼见鼻血。女年二七，天癸未通。想由胃中有寒，肝家有火。

金铃子散加五灵脂、香附、干姜、川连、使君子肉、乌药、乌梅、茯苓。

又 肝胃不和，脘胁痛；得食乃安，中气虚。拟泄肝和胃。

二陈汤去草，加川连、六神曲、乌药、高良姜、香附、砂仁。

殷 呕而不食，病在胃也；食而腹痛，病在脾也；痛连胸胁，肝亦病矣。气弱血枯，病已深矣。和胃养血，生津益气为治。

淡苁蓉　枸杞子　归身　火麻仁　大麦仁　茯苓　半夏　陈皮　沉香　砂仁

谭 脘痛欲呕，甚则防厥。

党参　陈皮　茯苓　川椒　吴茱萸　蔻仁　生姜

冯 脾胃阳衰，浊阴僭逆。

每至下午腹左有块，上攻则心嘈，嘈则脘痛，黄昏乃止，大便常艰。

拟通胃阳而化浊阴，和养血液以悦脾气。

淡苁蓉　陈皮　吴茱萸　茯苓　柏子仁　郁李仁　沙苑子　乌梅　川椒　制半夏

又 脘痛呕酸，腹中亦痛。非用辛温，何能散寒蠲饮？

二陈汤去草，加淡苁蓉、当归、干姜、吴茱萸、乌药、砂仁。

又 温肾通阳以散沉寒之气。久服腹痛自已。

前方去当归，加川熟附、葫芦巴。

顾 当脐硬痛，不食不便，外似恶寒，里无大热，渴不多饮。

寒食风热互结于脾胃中。用《局方》五积散合通圣散，分头解治。

五积合通圣，共为末。朝暮各用开水调服三钱。

又 用五积合通圣温通散寒，便通而痛未止。

脉迟，喜食甜味，痛在当脐，后连及腰，身常懔懔恶寒。

此中虚阳弱，寒积内停。

拟通阳以破其沉寒，益火以消其阴翳。

四君去草，加肉桂、制附子、木香、元明粉、乌药、苁蓉。

又 温脏散寒，腹痛已止。今当温补。

淡苁蓉　杞子　熟地　当归　茯苓　陈皮　吴茱萸　制附子　乌药　砂仁

渊按：尚嫌腻滞，仍从四君加减为妙。

袁 三四年来腹痛常发，发则极甚，必数日而平。

此脾脏有寒积，肝经有湿热，故痛则腹中觉热拟温脾，兼以凉肝。

金铃子散加陈皮、茯苓、干姜、白术、川朴、白芍、神曲、砂仁。

又 腹中寒积错杂而痛，古今越桃散最妙，变散为丸可耳。

淡吴萸　干姜　黑山栀　白芍　炙甘草

神曲末一两，煮糊为丸。每朝服三钱，开水送下。

夫越桃散唯姜、栀二味；吴萸、白芍者，复以戊己法；加甘草取其调和也。

某 中气不足，溲便为之变。腹中结瘕，亦气之不运也。

二陈汤去草，加白术、沙苑子、焦神曲、苡仁、泽泻、砂仁、通草。

又 肝胃不和，脘腹作痛，呕吐酸水痰涎，经来则腹痛。先与泄肝和胃。

川连　半夏　陈皮　茯苓　瓜蒌皮　薤白头　干姜　蔻仁　猩绛　旋覆花

又　腹中久有癖块，今因冷食伤中，腹痛泄泻，呕吐不止，心中觉热。拟苦辛通降，

先止其呕。

二陈汤去草，加黄芩、川连、川朴、苏梗、藿梗、蔻仁、泽泻。

改方加神曲。

某　自咸丰四年秋季，饱食睡卧起病，今已五载。

过投消积破气之药，中气伤戕。

脘间窒痛，得食则安，不能嗳气，亦不易转矢气，脉迟弦。

肝胃不和，阳虚寒聚于中。

拟通阳泄木法。

苓桂术甘汤加陈皮、白芍、吴茱萸、干姜、大枣。

又　胸背相引而痛，症属胸痹。

二陈汤去草，加瓜蒌仁、制附子、桂枝、干姜、吴茱萸、蔻仁、竹茹。

孙　中虚土不制水，下焦阴气上逆于胃，胃脘作痛，呕吐清水，得食则痛缓。

拟温中固下，佐以镇逆。

四君子汤去草，加干姜、乌药、白芍、熟地、紫石英、代赭石、橘饼。

渊按：土虚水盛，用熟地未合。若欲扶土，不去草可也。

秦　悬饮居于胁下，疼痛，呕吐清水。用仲景法。

芫花　大戟　甘遂　白芥子　吴茱萸各三钱　大枣二十枚

将河水两大碗，上药五味，煎至浓汁一大碗，去滓，然后入大枣煮烂，候干。

每日清晨，食枣二枚。

渊按：此十枣汤变法也。以吴萸易葶苈，颇有心思。

某　寒气凝聚，少腹结瘕，时或上攻作痛。法以温通。

小茴香　吴茱萸　木香　青皮　乌药　延胡索　三棱　砂仁　香附

钱　脉微细，阴之象也。

少腹有块，上攻及脘，自脘至嗌一条气塞，发作则块攻大痛欲厥，头汗如雨。

用方大法，温通无疑。

唯舌黄腻浊苔，便泄臭秽，必兼湿热；而块痛得按稍减，又属虚象。

金铃子散加人参、乌梅、乌药、泽泻、补故纸、吴茱萸、木香、肉桂、枸杞子、五味子、茯苓、肉果。

又　水饮痰涎与下焦浊阴之气盘踞于中，中脘腹胁有块，攻撑作痛，痛甚发厥。

昨用温通，痛势稍减。

但脉仍微细，泄仍臭秽，谷食厌纳，中气大虚，阴气凝结，当脐硬痛，恐属脏结。

攻之不可，补之亦难，仍为棘手。

前方去人参、五味、乌药、故纸、肉果，加白芍、干姜、萱花、橘饼。

某 腹中有寒，疼痛不止，法当温通。

金铃子散加干姜、吴茱萸、当归、枸杞子、官桂、木香、乌药、紫石英。

张 寒气稽留，气机不利，胸背引痛，脘胁气攻有块。宜辛温通达。

二陈汤去草，加瓜蒌皮、薤白头、干姜、吴茱萸、延胡索、九香虫。

某 肝胃不和，腰胁胸背相引而痛。
舌光无苔，营阴内亏。
大便溏薄，脾气亦弱，并无呕吐痰涎酸水等症。
宜辛温通阳，酸甘化阴。

陈皮 茯苓 苏梗 吴茱萸 沙苑子 枸杞子 薤白头 白芍 橘饼

渊按：脾肾虚寒宜甘温，营阴内虚宜柔缓，故不用姜、附刚燥之药。

某 饮停中脘，脘腹鸣响，攻撑作痛。
大便坚结如栗，但能嗳气而无矢气，是胃失下行而气但上逆也。
和胃降逆，逐水蠲饮治之。

二陈汤去草，加代赭石、旋覆花、神曲、干姜、白芍、川椒、甘遂、泽泻。

某 丹田有寒，胸中有热，中焦不运，湿甚生虫。与黄连汤。

川连 肉桂 吴茱萸 干姜 砂仁 使君子 半夏 青皮 乌药 花槟榔

又 虫痛，面黄吐涎。拟苦辛法。

川连　桂枝　川椒　蔻仁　乌梅　芜荑　焦六曲　香附　合金铃子散

张　脘痛两载，近发更勤，得温稍松，过劳则甚。

块居中脘，患处皮冷。

法以温通。

二陈汤去草，加炮姜、吴茱萸、木香、川朴、归身、神曲、泽泻、生熟谷芽。

又　腹痛有块，肝脾不和，食少面黄。治以疏和。

丹参　白芍　怀山药　茯苓　茯神　冬术　神曲　香附　砂仁

仁渊曰：脘痛属胃，腹痛属脾。

吞酸呕苦，俗名肝气，乃积饮病也。

或得之喜餐生冷，或忧思郁结。

夫肝胆属木而喜升达，寄根于土。

今脾胃为生冷忧思伤其阳和之气，布化转运失职，肝胆无温润升达之机，郁久而肆其横逆，侮其所胜，脾胃受克，气机与痰饮凝滞于中脘，故作痛耳。

其吞酸呕苦者，脾寒不化，胃中之水饮停积，如食物置器中不动，其味变焉。

稼穑味甘，今胃不能化，木乘其胜，而齐木之味，化而为酸；齐胆火之味，化而为苦。木气冲逆，泛呕不已，久久积饮成囊，亦生癖块。

由餐凉而起者，尚可治；由七情而起者，每成噎膈。

盖忧思既久，中阳受伤，呕多胃汁槁枯，始则阳气伤，继则阴津竭，营卫少生化之源，胃管干瘪，肠液不充矣。

徒恃医药无益，须怡神静养。

治法喻氏进退黄连汤，最有深意，辛以化胃，苦以降逆，所谓能变胃而不受胃变也。

罗谦甫治中汤亦合，用金以制木。

若南阳之瓜蒌薤白等，或辛或苦，或通或润，皆可用。

务在通中焦阳气，使脾胃之阴凝开，肝木之郁结达，其痛自已。

若腹痛须分部位：当脐太阴，脐旁少阴，少腹厥阴。

尤宜辨寒热虚实：大抵寒多热少，虚多实少；热者多实，虚者多寒。

《内经·举痛论》：寒者八九，热者一二，须从脉证细辨焉。

湿郁之年，亦多是证，亦脾胃为寒湿所郁，阳气不得宣化耳。

噎膈反胃

王 痰隔中焦，食入脘痛，口沃清水，呕吐黏痰。

大便坚结，肠液枯也；时多空嗳，胃失降也。

拟化痰和胃，降气润肠法。

旋覆花盐水炒　代赭石　杏仁　半夏　橘红　瓜蒌皮　瓦楞子　苏子　白芥子　莱菔子　姜汁　地栗汁

胡 气郁中焦，得食则呕，已延匝月，虑成膈证。

川连吴萸炒　白术　半夏　藿香　陈皮　焦六曲　香附　茯苓　郁金　白蔻仁

张 营阴虚，故内热少寐；气火逆，故咽喉哽塞。拟四物以养其阴，四七以理其气。

大生地砂仁拌　苏梗　茯苓　当归　川朴　北沙参　白芍　半夏　枣仁　姜竹茹　枇杷叶

陈 营虚火亢，胃枯食噎，心膈至咽，如火之焚，有时呱呱作声，此气火郁结使然也。

病关情志，非徒药饵可瘳。

宜自怡悦，庶几可延。

旋覆花　代赭石　沙参　黑山栀　茯苓　川贝　焦六曲　麦冬　杏仁　竹茹　枇杷叶

宋　气火上逆，咽喉不利，胸痛食噎，膈症已成。

况年逾六旬，长斋三十载，胃液枯槁，欲求濡润胃阴，饮食无碍，还望怡情自适。

前方加西洋参、半夏。

丁　脉形弦硬，春令见此，是即但弦无胃。

纳食哽痛，大便坚燥，已见木火亢逆，胃汁肠液干枯。

治之不易。

旋覆花　杏仁　火麻仁　桃仁　苏子　青果　荸荠　芦根

宋　前方润燥以舒郁结，今拟下气化痰之剂。

麦冬　半夏　杏仁　橘红　川贝　茯苓　竹茹　芦根　荸荠　海蜇　枇杷叶

渊按：两方清润可喜，洵属名家。

秦　痰气阻于胸中，故痰多而胸闷，纳食或呕，两太阳胀痛。

清气不升，浊气不降。

久延不已，恐成膈症。

半夏　橘红　赤苓　吴萸汁炒川连　党参　泽泻　藿香　旋覆花　枳壳　川贝　蔻仁　肉桂　大腹皮　冬术　生姜

来复丹一钱，药汁送下。

陈　丧子悲伤，气逆发厥。

左脉沉数不利，是肝之气郁，血少不泽也。

右关及寸滑搏，为痰为火。

肺胃之气失降，肝木之火上逆，将水谷津液蒸酿为痰，阻塞气道，故咽喉胸膈若有阻碍，纳食有时呕噎也。

夫五志过极，多从火化，哭泣无泪，目涩昏花，皆属阳亢而阴不上承。

目前治法，不外顺气降火，复入清金平木。

苏子　茯苓　半夏　枳实　杏仁　川贝　竹茹　沙参　橘红　麦冬　海蜇　荸荠

此方系四七、温胆、麦冬三汤加减，降气化痰，生津和胃。

病起肝及肺胃，当从肺、肝、胃为主。

秦　七情郁结，痰气凝聚，胸膈不利，时或呕逆。

症将半载，脾胃大虚。

前用四七、二陈，降气化痰；今参入理中，兼培中土，当顾本也。

四七汤合二陈汤、理中汤加丁香、木香、蔻仁。

徐　气郁于胸为膈，气滞于腹为臌。

饮食不纳，形肉顿瘦。

阴气凝聚，阳气汩没，脉细如丝。

姑与培土、通阳、化气一法。

党参　肉桂　白术　大腹皮　熟附子　泽泻　茯苓　来复丹

渊按：伤胃则膈，伤脾则臌。膈多郁火，臌多阳衰。

肺金治节不行，肝木起而克贼。

周　胸痛吐清水，自幼酒湿蕴蓄胃中，阳气不宣，浊气凝聚。

遽述前年又得暴喘上气，额汗淋漓，发作数次。

今又增心嘈若饥。此皆胃病。

用小半夏汤。

半夏　茯苓　陈皮　竹茹　生姜

渊按：暴喘额汗，肺肾亦病，不独胃也。

宋　停饮生痰，呕吐酸水，胸中板痛。

前用小半夏汤，所以蠲其饮也。

今风邪伤肺，咳嗽内热，拟金沸草散宣风降气，仍寓祛痰蠲饮，肺胃兼治之方。

金沸草　半夏　陈皮　茯苓　款冬花　杏仁　荆芥　前胡　竹茹　枇杷叶

赵　气水郁结成痰，咽噎碍食，食入辄呕清水米粒，病在胃之上脘。

降气化痰之药，须择不燥者为宜。

瓜蒌仁　半夏曲　川贝　橘红　丁香　蛤壳青黛三分，同研，包　白蜜　枇杷叶　竹茹　芦根　生姜汁冲服

宋　诸逆冲上，皆属于火。食入即吐，是有火也。

川连　半夏　苏梗　制大黄　竹茹　枇杷叶

渊按：《内经》病机十九条，都有不尽然者。

注者不敢违背，随文敷衍，贻误后学。

其实是是非非，明眼自能别白。

即如诸逆冲上之证，不属于火者甚多，未可一概论也。

读经者知之。

祝 胃阳虚则水饮停，脾阳虚则谷不化。

腹中辘辘，胸胁胀满，纳食辄呕酸水清涎，或嗳腐气。

法以温导，崇土利水。

炮姜　陈皮　苍术　半夏　熟附子　白术　党参　泽泻　枳实　瓜蒌仁　蔻仁　谷芽

沈 食下则饱胀，作酸呕吐，病属反胃。胃脉浮按则紧，沉按则弦。

弦者木侮土，紧者寒在中。

党参　干姜　半夏　陈皮　茯苓　丁香　焦六曲　荜茇　蔻仁　陈香橼

许 吐血后呃逆，迄今一月。

舌白腻，右脉沉滑，左脉细弱。

其呃之气自少腹上冲，乃瘀血夹痰浊阻于肺胃之络，下焦冲脉相火上逆，鼓动其痰，则呃作矣。

酌方必有济，幸勿躁急为嘱。

半夏　茯苓　陈皮　当归　郁金　丁香　柿蒂　姜汁　藕汁　水红花子

东垣滋肾丸一钱，陈皮、生姜泡汤下。

阴寒呃者用肉桂五分，坎炁二条，沉香六分，分两服。

渊按：所谓气呃、痰呃是也。与虚寒不同。

某 疟后痰气阻滞胃脘，清阳不升，作呃，纳食辄呕，防成膈症。且与仲景化痰镇逆再商。

旋覆花　代赭石　淡干姜　法半夏　赤苓　制香附　丁香　柿蒂

秦 纳食辄呕清水涎沫米粒，病在胃也。

曾经从高坠下，胁肋肩膊时痛，是兼有瘀伤留于肺胃之络，故呕有臭气。

拟化瘀和胃，降逆止呕为治。

旋覆花　归须　广郁金　杏仁　半夏　炒丹皮　茯苓　焦楂肉　橘红　蔻仁

渊按：佐韭、姜、藕三汁更妙。

又　止呕必以和胃，气升必须降纳。

半夏　茯苓　白术　蔻仁　藿香　陈皮　老桂木　神曲　干姜　沉香　伏龙肝

李　寒热咳嗽，一载有余。

咳痰带血，饮食沃噎，胸膈阻窒，又成噎膈。

此必兼夹气郁而成。

今且和胃降气，冀其血止噎减为妙。

旋覆花　半夏　杏仁　丹皮　橘红　茯苓　郁金　瓜蒌霜　蔻仁　竹茹　枇杷叶

陈　卒然心痛，纳食哽塞，粥饮犹可。

此心气郁结，防变膈证。

瓜蒌仁　薤白头　旋覆花　川贝母　茯神　半夏　桔梗　远志肉　竹茹

朱　脉滑大，食入哽噎不下，舌腻。

此属痰膈，大肠燥火凝结。

拟清痰火，佐以宣通。

旋覆花　麦冬　六神曲　黑山栀　赤苓　半夏　豆豉　陈皮　杏仁

竹茹　海蜇　荸荠　枇杷叶

吴　情志郁结，阳明津液内枯，少阴之气上逆。

少腹气上冲咽，咽喉觉胀，纳食哽噎。

拟温养津液，以降浊阴之气。

旋覆花　代赭石　苁蓉干　枸杞子　橘红　茯苓　川贝　半夏　沉香　鸡冠蛇　地栗

盛　气郁痰凝，胸中失旷，背寒脊痛，纳少哽噎，甚则吐出。

膈症之根。

旋覆花　桂枝　瓜蒌皮　杏仁　竹茹　代赭石　薤白头　半夏　茯苓

又　诸恙仍然，痰稍易出。

桂枝　瓜蒌皮　干姜　薤白头　陈皮　杏仁　旋覆花　生鹿角　竹茹　枇杷叶

又　服温通阳气之药，呕出寒痰甚多，未始不美，唯纳食哽噎之势未除。

仍以温通，再观动静。

川熟附　桂枝　薤白头　半夏　陈皮　杏仁　桃仁　瓜蒌仁　姜汁　韭菜根汁

又　上焦吐者从乎气，中焦吐者因乎积。

此纳食哽噎，少顷则吐出数口，且多清水黏痰，是有痰积在中焦也，然究属膈症之根。

川熟附　半夏　瓦楞子　陈皮　苏子　莱菔子　旋覆花　白芥子　桃仁　荜茇

高 坤土阳微湿胜，腹中不和。用平胃、理中合剂。

平胃散合理中汤。加延胡者，因有瘀凝也。

某 叠进温中运湿，腹中呱呱有声，朝食则安，暮食则滞，卧则筋惕肉瞤，时吐酸水。中土阳微，下焦阴浊之气上逆，病属反胃。

温中不效，法当益火之源，舍时从症，用茅术附子理中合真武法。

附子理中加茯苓、陈皮、生姜。

渊按：水谷不化精微而生酸痰，肝木失于濡润，筋惕肉瞤，是肝有燥火也。

徒事温燥无益。

张 胃汁干枯，肠脂燥涸，上焦饮食尽生为痰，不生津血，纳食则吐，痰随吐出。

膈症之根渐深。高年静养为宜。

鲜苁蓉一两　青盐半夏三钱　茯苓　当归　陈皮　沉香　枳壳

又 津枯气结噎膈，苁蓉丸是主方。

照前方加炒香柏子仁、陈海蛰、地栗。每日用柿饼一枚，饭上蒸软，随意嚼咽。

盛 背为阳位，心为阳脏。

心之下，胃之上也。

痰饮窃踞于胃之上口，则心阳失其清旷，而背常恶寒，纳食哽噎，是为膈症之根。

盖痰饮为阴以碍阳故也。

熟附子　桂枝　杏仁　神曲　薤白头　瓜蒌皮　旋覆花　蔻仁　豆豉　丁香　竹茹　枇杷叶

渊按：温中化饮，降逆润肠，不失古人法度。唯豆豉一味，不解是何意思。

孔 先曾呕血，胃中空虚，寒饮停留，阳气不通，水谷不化，食入呕吐酸水，谷食随之而出。

脉细肢寒，阳微已甚。

证成翻胃，虑延脾败难治。

熟附子 干姜 丁香 橘饼 苁蓉干 九香虫 二陈汤其中甘草炙黑

渊按：噎膈、反胃，从呕血而起者甚多。

盖血虽阴物，多呕则胃阳伤而不复，不能运水谷而化精微，失其顺下之职，始则病反胃，久则肠液枯槁，而为膈证矣。

严 噎膈、反胃，胃脘之病也。

上焦主纳，中焦司运，能纳而不能运，故复吐出。

朝食暮吐，责其下焦无阳。

拟化上焦之痰，运中焦之气，益下焦之火，俾得三焦各司其权，而水谷熟腐，自无反出之恙。然不易矣。

旋覆花 代赭石 熟附子 茯苓 枳壳 沉香 半夏 新会皮 益智仁 淡苁蓉 地栗 陈鸡冠海蜇

仁渊曰：噎膈证，昔张鸡峰谓神思间病，而有不尽然者。

过于谋虑忧思，脾阴伤而肝火起，固有是证。

而得之呕血过多，或餐凉食冷者不少，是皆脾胃阳伤也。

胃阳伤则不化而失其顺降，脾阳伤则不运而失其升腾，饮食到胃，精微不化气血津液而变酸水痰涎。

中土既失温和松燥，肝胆失其条达，郁结不舒，横克脾胃，气结而为痛，逆升而为吐，将稼穑甘味化为木火酸苦之味呕出，胸膈稍快，明日再积再呕。

久之中焦之气日伤，津液日竭，胃管之口缩小，纳食哽嗌作痛。

胃气既失顺降，二肠自少灌溉，渣滓留滞不行，加以肝胆郁结之火日加煽灼，大便自然燥而不通，甚至经旬始通。

通下如羊矢黑粒者，不可治矣。

夫噎膈固属难治，而古人治此者亦少精妙之方。

云岐子九方，劫霸攻克，固不足道。

《局方》过于香燥。

近唯喻嘉言黄连汤进退之议，深中窾要。

此外如丹溪五汁安中饮、左金丸等，尚可取法。

若大便不通，断不可以硝、黄硬下。

要知阳明气降，始二肠津液流润，不通自通矣。

若夫反胃，即噎膈之根。

古人谓食不得入是有火，食入反出是无火。

盖肝胆相火，郁于胸中，清旷之地，变为燎原之场，胃口被灼，气不得降，致食不能下。

此不独噎膈，噤口痢亦是此意。

若噎膈证如此，则五液被焚，不可为矣。

至食入反出，虽属无火，乃中宫失温运之职，升降不灵，木火更从而为患，与火不生土，土虚阳衰之无火大异，未可以温燥从事。

仲景论胸中有寒，丹田有热，与此相近。

喻氏黄连汤，即仿其意为之进退。

治此者能想明孰寒孰热、孰虚孰实，得其机巧，则为良工矣。

三　消

李　稚龄阳亢阴亏，一水不能胜五火之气，燔灼而成三消，上渴中饥，下则溲多，形体消削，身常发热。

法当壮水以制亢阳。

大生地　川连　麦冬　知母　五味子　茯苓　生甘草　生石膏　牡蛎　花粉

又　夫三消，火病也。

火能消水，一身津液皆干。

唯水可以胜火，大养其阴，大清其火，乃治本之图。

病由远行受热，肾水内乏，当救生水之源。

大生地　沙参　五味子　麦冬　牡蛎　生洋参　桑白皮　蛤壳　天冬

侯　脾胃虚而有火，故善饥而能食。

肝气盛，故又腹胀也。

甘寒益胃，甘温扶脾，苦辛酸以泄肝，兼而行之。

玉竹　川石斛　麦冬　党参　冬术　白芍　吴萸炒川连　茯苓　乌梅　橘饼

渊按：深得古人制方之意，而又心灵手敏。

查　脉沉细数而涩，血虚气郁，经事不来。

夫五志郁极，皆从火化。

饥而善食，小溲如脓，三消之渐。

然胸痛吐酸水，肝郁无疑。

川连　麦冬　蛤壳　鲜楝树根皮一两，洗　建兰叶

又　服药后，大便之坚难者化溏粪而出，原得苦泄之功也。

然脉仍数涩，郁热日盛，脏阴日消。

舌红而碎，口渴消饮，血日干而火日炽。

头眩、目花、带下，皆阴虚阳亢之征。

当寓清泄于补正之中。

川连　淡芩　黑山栀　大生地　当归　阿胶　川芎　白芍　建兰叶

大黄䗪虫丸，早晚各服五丸。

渊按：建兰叶不香无用，徐灵胎论之矣。

又　诸恙皆减，内热未退，带下未止，经事未通。仍从前法。

川连　当归　洋参　白芍　女贞子　茯苓　麦冬　丹参　沙苑子　大生地

又　经曰：二阳之病发心脾，女子不月，其传为风消。风消者，火盛而生风，渴饮而消水也。

先辈谓三消为火疾，久必发痈疽，屡用凉血清火之药为此。

自六七月间足跗生疽之后，消症稍重，其阴愈伤，其阳愈炽。

今胸中如燔，牙痛齿落，阳明之火为剧。

考阳明气血两燔者，叶氏每用玉女煎，姑仿之。

鲜生地　石膏　知母　元参　牛膝　大生地　天冬　川连　麦冬　茯苓　生甘草　枇杷叶

钱　古称三消为火病，火有余，由水不足也。

十余年来常服滋阴降火，虽不加甚，终莫能除。

然年逾六旬，得久延已幸。

今就舌苔黄腻而论，中焦必有湿热。

近加手足麻木，气血不能灌溉四末，暗藏类中之机。

拟疏一方培养气血之虚，另立一法以化湿热之气。

标本兼顾，希冀弋获。

大生地　当归　山萸肉　麦冬　洋参　怀山药　龟板　建莲肉

猪肚丸三钱，另服，开水下

朱　脉左寸关搏数，心肝之火极炽。

口干，小溲频数而浑浊，此下消症也。

久有脚气，湿热蕴于下焦。

拟清心肝之火，而化肾与膀胱之湿。

大生地　川连盐水炒　牡蛎　黄芪　茅术　麦冬　赤苓　黄柏盐水炒　蛤粉　升麻

猪肚丸每朝三钱，开水送。

庞　胃热移胆，善食而瘦，谓之食㑊。

大便常坚结而不通者，胃移热于大肠也。

胆移热于心，故又心跳、头昏。

今拟清胃凉胆为主，安神润肠佐之。

鲜石斛　淡苓　郁李仁　火麻仁　枳壳　枣仁　瓜蒌皮　龙胆草　茯神　猪胆汁

另更衣丸一钱，淡盐花汤送下。

此病服此方五六剂后，用滋阴如二地、二冬、沙洋参等煎胶，常服可愈。

渊按：此似消非消之证。胆腑郁热移胃，传所不胜，故用苦寒，直泻胆火。

方　脾阴虚而善饥，肾阴虚而溲数。

肝气不舒，则腹中耕痛；胃气不降，则脘中痞窒。

此二有余二不足也。

然有余不可泻，不足则宜补；肾充则肝自平，脾升则胃自降耳。

党参　怀山药　五味子　茯神　麦冬　冬术　大熟地　枸杞子　陈皮　红枣

仁渊曰：三消为火证，人尽知之。

而古人治火之方，如人参白虎、竹叶石膏、门冬饮子、玉女煎、大补阴等法，多有不应者，其火固非实火，亦非寻常虚火可比。

愚意谓肺肾真阴耗损，肝肾龙相之火浮越无制，以故寻常泻火清火之药，不能治其燔灼。

多饮而不能润其烦渴，多食而不能充其肌肤者，固为邪火不杀谷，实由肺金治节无权，脾土虽转输运化，肺不能洒陈散精，以充灌六腑五脏，营卫失滋生之本，致愈食愈瘦；并不能通调水道，膀胱气化失其常度，小便如膏如油，致愈饮愈渴。

夫肺为相傅，主一身治节。饮食转运，虽赖脾胃，而宣洒通调，则在相傅。

今饮不支渴者，乃气不化津以蒸溉上焦也；饥不充肠者，乃气不化液以周灌脏腑百骸也。

金病而水绝其源，火益炽而消益甚。

夫肾为水脏，为阴阳之窟宅而藏五液。

五液既损于前，母气复伤于后，一伤再伤，而病独重焉。

是以仲圣肾气丸最有深意焉。

《金匮》云：饮水一斗，小便亦一斗，肾气丸主之。

不治其肺燥，而治其肾燥；不独治其肾之阴，并治其肾之阳。

盖肾之阴不化，由肾之阳不腾。

熟地、丹皮滋肾之阴，而佐以附、桂蒸肾之阳，使肾阴充而肾阳升，中焦上焦均得其蒸化之力，所谓云腾致雨，品物流行，治肾即所以治肺也。

若夫上中下之分，在肺脾所伤之浅深多少。

肺伤重则多上消；脾伤重则多中消；而下消则无乎不在，盖三消以肾为主也。

痰饮

吴 饮停中脘，脘腹鸣响，攻撑作痛。

大便坚结如栗，但能嗳气，不能矢气，是胃失下行，而气但上逆也。

和胃降逆，逐水蠲饮治之。

半夏 淡干姜 陈皮 茯苓 泽泻 白芍 旋覆花 代赭石 甘遂去心，面包煨 川椒炒出汗 焦六曲

潘 肛有漏疡，阴津先损于下。

兼以嗜酒，湿热又盛于中。

继因劳碌感寒，寒入肺经，与胸中素盛之痰湿相合，咳嗽，呕吐清水，而成痰饮为患。

仍饮烧酒祛寒，宜其血溢矣。况内热脉数，阴津亦亏。

欲蠲痰饮，恐温则劫其阴；欲除内热，恐清则加其咳。

宜和胃降气。

生苡仁 紫菀 白扁豆 茯苓 款冬花 川贝母 郁金 杏仁 蛤壳 十大功劳

又 阴虚痰饮，逢暑既不可温，又不可清。

舌苔黏腻。

当和中化痰，兼以摄纳肾气。

二陈汤加杏仁。肾气丸一钱，都气丸二钱，相和，开水下。

渊按：暑天何尝不可用温？

唯痰饮见吐血，以为阴虚，不敢温耳。

其实血从烧酒伤胃而来，尚非真正阴虚。

又 咳呕清水，痰饮之病。

脉细数，内热，阴虚之候。

治痰饮宜温，治阴虚宜滋，药适相背。

肝肾为子母，不妨补母以益子；而胃土又为肺金之母，又当和胃以化痰。

拟滋燥兼行，仿东垣法而不碍。

大熟地　冬术　阿胶　五味子　淡干姜　泽泻　茯苓　半夏　肾气丸

某 痰饮咳嗽，脾胃两亏。

柯氏云：脾肾为生痰之源，肺胃为贮痰之器。

近增气急，不得右卧，右卧则咳剧，肺亦伤矣。

素患肛门漏疡，迩来粪后有血，脾肾亏矣。

幸胃纳尚可，议从肺脾肾三经合治。

然年近六旬，爱养为要，否则虑延损症。

熟地砂仁末拌炒　半夏　陈皮　五味子　川贝　阿胶蒲黄拌炒　炮姜炭　冬术　归身炭　款冬花

此金水六君煎合黑地黄丸，加阿胶、款冬、川贝三味，补金水土三虚，上能化痰，下能止血。

虽有炮姜，勿嫌温燥，有五味以摄之。

周 饥饱劳碌则伤胃，寒痰凝聚，气血稽留，阻于胃络，而胃脘胀痛，呕吐黏痰，殆无虚日。

倘不加谨，恐成胀满。

异功散去甘草，加炮姜、熟附子、良姜、蔻仁。

又 温胃化痰，从理中、二陈、平胃三方化裁。

六君子合附子理中，加川朴。

又 寒积中焦，胃阳不布，痰饮窃踞。
为胀为痛，为吐为哕。
法当温运中阳。
但病根日久，必耐服药乃效。

六君子合附子理中，去草，加川椒、白蔻仁。

又 中虚非补不运，寒饮非温不化。益火生土，通阳蠲饮，苓桂术甘汤主之，附子理中汤亦主之。

苓桂术甘汤合附子理中，去草，加半夏、陈皮、蔻仁。

又 病有常经，方有定法。药已见效，无事更张。袁诗云：莫嫌海角天涯远，但肯扬鞭有到时。

附子理中合二陈汤，加老生姜、老桂木。

渊按：倜傥风流，足征读书功夫。

徐 痰饮伏于胸中，遇寒则咳而喘，心嘈气塞，头眩腰酸。
年逾五旬，天癸当去而不去，是气虚不能摄血也。
夫气本属阳，阳气日衰，痰饮日盛，法当通阳气以祛水饮之寒。
仲景云：病痰饮者，当以温药和之，是也。

二陈合苓桂术甘，加款冬、杏仁、蛤壳、沉香。朝服都气丸二钱，肾气丸一钱，开水送下。

秦 痰饮咳喘，脘中胀满，时或微痛。
虽肺胃肾三经同病，而法当责重于脾。
盖脾得运而气化，则痰饮有行动之机也。

半夏 陈皮 泽泻 茯苓 杏仁 川朴 补故纸 干姜五味子同研

桃肉

渊按：痰饮病轻则治肺脾，重则治肾。数方皆治饮正轨。

又 痰饮停于心下，上则喘咳，下则脘胀。

多由清阳失旷，痰浊内阻。

转胸中之阳以安肺，运脾中之阳以和胃，咳喘与胀满当松。

瓜蒌皮 茯苓 陈皮 薤白头 川朴 半夏姜汁炒 干姜 泽泻 枳实麸炒

胡 痰饮久留于肺胃，或咳，或喘，或胀满，皆痰气之为病也。

化胃中之痰宜苓、半，化肺中之痰宜橘、贝，从此扩充以立方。

茯苓 橘红 桂枝 紫菀 白术 半夏 川贝 炙甘草 杏仁 蛤壳

顾 阅病原，知由痰饮久留，肺脾肾三脏交伤。

下则肾虚不能纳气，中则脾虚不能运气，上则肺伤不能降气。

由是咳喘不得卧，肢肿腹膨，神气疲惫，虚亦甚矣。

治上无益，当治中下。

大熟地海浮石拌炒 五味子炒 补故纸盐水炒 牛膝盐水炒 蛤壳打 沙苑子盐水炒 紫石英煅 怀山药炒 麦冬元米炒 茯苓

黑锡丹，每朝服三钱，淡盐汤送下。

渊按：治下固是，然五味无干姜，熟地、牛膝无肉桂，肺肾之气仍不能纳降。

赖有黑锡丹主持，可以取效。

秦 悬饮踞于胁下，疼痛，呕吐清水。用仲景法。

芫花 甘遂 大戟 吴茱萸 白芥子各二钱 将河水两大碗，入上药五味，煎至浓汁一碗，去渣，然后入大枣五十枚，煮烂，俟干。每朝食大枣五枚。

渊按：此五饮之一，乃实证也。用之得当，其效如神。

赵 寒入肺底，咳喘而呕，水饮停于心下也。

腰胁痛而经停，肝肾已虚。

拟开上、温中、补下。

麻黄 细辛 淡干姜 五味子 茯苓 陈皮 杏仁 炙甘草 大熟地海浮石拌 半夏 沉香 枇杷叶

又 痰饮咳呕清水，而致停经发热，带下淋漓，营阴虚而肝肾亏矣。

脘中胀满，大便偶利则胀觉松，仍是饮邪见症。

夫痰饮宜温宜化，而阴虚宜补宜清。

所虑热久停经，恐成干血劳损。

半夏 陈皮 茯苓细辛拌炒 生地姜汁炒 干姜五味子同炒 沙苑子 白芍 当归 川芎 款冬花

渊按：经停发热，未必即属虚证；唯带下过多，营液虚矣。

脘胀便通则松，乃肺脾气分不化也。

尤 痰饮咳嗽，朝晨必吐清水。

本拟温药以化之，但时当酷暑，兼有臂痛，且以和胃化痰。

半夏 陈皮 茯苓 款冬花 苏子 杏仁 莱菔子 白芥子

指迷茯苓丸，每朝服三钱，开水送下。

许 寒咳交冬则发，兼以颈项强急不舒。

大熟地二两 麻黄二钱，煎汁浸一宿，炒 松川贝一两 党参一两，元米炒 陈

皮一两　茯苓一两　细辛二钱，煎汁浸一宿，晒烘　款冬花一两　制首乌一两　苡仁一两　五味子五钱干姜二钱，同炒　杏仁霜六钱　归身一两，酒炒　胡桃肉一两

上药共为细末，炼蜜丸。每朝三钱，开水送下。

王　脉弦迟，脐以上连胃脘胀痛，此有寒饮。

《脉经》云：迟则为寒。

仲景云：口不渴而脉双弦者，饮也。

香砂六君汤去草，加炮姜、神曲、干姜。

又　当脐腹痛，痛则气塞胸中，气嗳不得语，脉弦大而迟。

此胃中阳气不足，而有寒

饮也。当以温药通之。

照前方去神曲，加香附、川熟附。

吕　阴虚夹痰饮为病。

痰饮内留，故咳嗽背寒，心胸着冷则痛。

阴虚，故内热也。

金水六君煎加减治之。

大熟地　半夏　陈皮　沉香　蛤壳　款冬花　苏子　杏仁　沙参　茯苓

顾　头眩心悸，脉沉弦者，饮也。

病发则呕吐酸水，满背气攻作痛，得嗳则痛松，

此浊阴之气上攻阳位。

当以温药和之。

熟附子　桂木　半夏　陈皮　冬术　川椒　茯苓　沉香

强　中气不足，湿化为痰，气逆不降，喘息不安，夜重于昼。

脉象弦滑，滑主痰饮，痰饮属阴，故病甚于夜也。

拟降气化痰，兼扶中气。

半夏　苏子　陈皮　茯苓　前胡　旋覆花　神曲　竹茹　雪羹　枇杷叶

盖　夫邪之所凑，其气必虚；留而不去，其病则实。
留饮久踞不去，亦由中气之虚。
欲逐其饮，先补其中。
丹溪云：补完胃气，而后下之为当。
兹议先补中气一法。

六君子汤去甘草，加干姜。

又　甘遂半夏汤，用甘遂五分。

又　照前方，用甘遂七分。

又　照前方，用甘遂一钱。

虽大便仍未泻，而腹中已觉甚安，即停药三日。

某　春脉当弦而反微，是肝虚也。
肝虚魂不藏，夜不得寐；昼日当寤而反寐，是胃虚也。
胃为两阳合明之腑，胃虚则阳气失明，故昼日反寐。
补肝之虚以藏魂，益胃之虚以补气。

生熟枣仁　茯神　新会白　党参　半夏　生熟谷芽　秫米　白芍　炙甘草

渊按：此等方案在古人亦不可多得。

某　水饮去后，中气大虚，胃液枯涸，难为力矣。
夫中气大亏，非建中不可；而胃阴枯涸，非养胃阴又不可。
然则黄芪建中但补中气，而不能养其胃阴，仍非计之善也。

今拟十全大补，阴阳气血双调，加入麦、夏、苁、附，即十四味建中法，并建其脾中肾中之阴阳，或者其有济乎！

人参须　黄芪　大熟地附子三分，煎汁炒　川芎　茯苓　半夏　白芍肉桂一分，煎汁炒　苁蓉　炙甘草　麦冬　冬术土炒　归身　金橘饼

又　肝虚无直补之法，补肾即所以补肝；中虚有兼补之方，补火而更能生土。

前投十四味建中，两建其脾中肾中之阴阳。

证既大虚，药宜加峻；虚能受补，便是生机。

人参须　党参　黄芪　炙甘草　大熟地附子一分，拌炒　肉桂　麦冬　归身　冬术　枸杞子　半夏　茯苓　枣仁　山萸肉酒炒　苁蓉

单　痰饮久留，咳喘不已。

痰多黏腻，脾肾两亏。

脾虚则痰不化而食减，肾虚则阳气衰而水泛，以致腹满足肿面浮，病成溢饮。

《金匮》云：病溢饮者，当发其汗，小青龙汤主之。

然脉细阳衰，便难液涸，肾气久虚，何堪更投发泄，耗阴伤阳之剂！

拟进附子都气丸。

裁去熟地者，以其痰多痞塞也。

淡苁蓉　枸杞子青盐炒　茯苓　泽泻　半夏　五味子　制附子　牛膝炭　胡桃肉

孙　风邪久恋肺中，寒饮停留胃脘。

风能化热，咳久伤阴；积饮生痰，胃阳失布。

肺之子，肾也；胃之妻，脾也。

肺伤肾亦亏，胃虚脾亦弱。

脾弱故便泄，肾亏故左尺脉弦而大也。

咳将一载，虽曾吐血，而时呕清水，其为寒饮无疑。

今从饮门例治。

大熟地海浮石拌　麦冬元米炒　生苡仁　五味子　陈皮　焦六曲　茯苓　半夏　干姜　紫石英　细辛　沉香

吴　喘咳多年，近加咳呛，形消肉瘦，正阴大亏。

虽有痰浊，法当补纳。

大熟地　党参　半夏　陈皮　牛膝　款冬花　麦冬　茯苓　紫石英　五味子　胡桃肉

许　痰饮流落心中，心痛彻背，大便干燥，饮食哽噎。

肠胃液枯，法当温润。

淡苁蓉　麦冬　茯苓　桂木　薤白头　枸杞子　半夏　陈皮　瓜蒌霜　白蔻仁

渊按：积饮久而伤胃，将成噎膈。

桂、蒌、薤白治痰饮，亦可治噎膈。

盖二证皆上中焦阳微不化所致。

范　寒痰留于胃，则脘痛而吐清水；入于肺，则咳嗽而多白沫。

宜仿小青龙法，辛温开达上焦。

淡干姜　茯苓　白芍　细辛　橘红　桂枝　半夏　五味子　款冬花　杏仁

顾　嗜酒多湿，湿蕴生痰。

体质阴虚，烦劳伤气。

去冬咳嗽，须微带血，行动气升，至今不愈。

诊脉虚小，恐加喘急。

兹以金水六君煎加味。

大熟地　半夏　陈皮　茯苓　款冬花　杏仁　蛤壳　五味子　麦冬　胡桃肉

另金水六君丸，每朝服三钱，淡盐花汤送下。

金　痰饮停胸，清阳失旷，咳嗽眩悸。与苓桂术甘汤加味。

茯苓　桂枝　白术　炙甘草　紫石英　五味子　陈皮　半夏　蛤壳　胡桃肉

方　向有心痛呕吐之病，得食则安，明系中虚而有痰饮伏留于心下也。

上年春季，头痛寒热，从此咳嗽喉有痰声。

当时设遇明眼，用小青龙发汗散水，表邪与痰饮悉解，何至淹缠不愈耶！

迨至酷暑，邪郁化热，咳嗽带臭，肺气受伤。

交白露节，秋金得令，肺气清肃而后渐愈。

至冬阳气少藏，其咳复作。

交春入夏，咳频不已，病延一载有余。

诊脉双弦，形肉瘦削，口不干渴，身不发热，头眩心悸。

肝肾之阴已虚，脾胃之气亦弱，痰饮恋而未化，自浅及于深矣。

昔贤谓外饮治脾肺，内饮治肾。

今自外而至于内，从肺脾肾三经立法，前后绾照，以冀各得其所。

款冬花　苏子　杏仁　川贝　茯苓　陈皮　半夏　干姜五味子五粒，同炒　大熟地海浮石拌炒　炙甘草　牛膝盐水炒　蛤壳　马兜铃　姜汁　胡桃肉　枇杷叶

渊按：外饮治肺脾，非杏、贝等清润之药可治，当求之于《金匮》。想病已棘手，方药错杂，有不得不然耳。

费 痰饮伏于胸中，咳嗽喘促。其标在肺，其本在肾。

此症本虚未甚，标实有痰，法当两顾。

大熟地 茯苓 蛤壳 川贝 牛膝 半夏 陈皮 杏仁 桑白皮 枇杷叶

郝 仲景云：风舍于肺，其人则咳。

又云：胸中有留饮，背寒冷如掌大。

此症是也。

麻黄 桑白皮 象贝 橘红 黄芩姜汁炒 杏仁 半夏 生甘草 茯苓 款冬花

胡 痰饮咳嗽，饱则安，饥则甚，乃胃虚也。

黄芪 炙甘草 冬术 陈皮 白芍 玉竹 茯苓 杏仁 桔梗

李 胃有寒侵，肺有寒侵，两寒相得饮邪停，咳而喘呕为痰饮。

气亦宜平，痰亦宜平，病痰饮者药宜温，仲师方法细详审。

二陈汤加老桂木、吴茱萸、川椒、苡仁、生姜。

罗 干咳阴虚痰火盛，丹溪方法主生津。

此由脘痛兼痰饮，烟体须当温化遵。

苁蓉养阴温润，咸能下降 枸杞子甘温益血 制半夏燥湿痰 茯苓清金燥湿 陈皮盐水炒，理气 水红花子饮停腹痛 白蛳螺壳痰停脘痛 白蜜润燥，调服 姜汁豁痰，冲服

又 烟体阴虚，兼夹痰饮，干咳无痰，脘痛微闷。

前方咸降，兼以温润，咳虽稍缓，痰仍内蕴，唇燥舌腻。

原方加味。

苁蓉 枸杞子 旋覆花 半夏 茯苓 陈皮 白蛳螺壳 海参漂淡，

去砂　姜汁冲入　地栗汁冲入

渊按：海参入煎剂，乃叶氏之作俑也。

脘痛胸闷，明系痰饮。

体虽阴虚，仍不相宜。

陈宗台先生认此症为痰饮，卓识超群，曷胜佩服！

窃思痰饮久踞，中土必受其戕；而脏气互伤，穷究必归于肾。

肾为五脏之根，土为万物之本。

脾土弱则清阳失旷，而气化无权；肾水亏则真阳失藏，而源泉消涸。

夫以痰饮之病，久卧不起于床，加以寒热神疲，其为水土俱败明矣。

节届春分，木旺阳升之候。

木旺则土益弱，阳升则水益亏。

清明节后，百花齐放，将奈之何？

为今之计，崇脾土而转旋清阳，以治其中；补肾水而蛰藏真阳，以治其下。

守过清明，若得病情安稳，有减无增，或者其克济乎！

苓桂术甘合二陈，上午煎服。金匮肾气丸三钱，暮服。

胡　寒饮伏留于胃脘，清阳失旷于心胸。

脘中微痛，腰背牵掣觉酸，时吐清水。

与苓桂术甘汤清胸中之阳气，理中汤理脾中之阳气，阳气复则胃脘之寒饮自化矣。

照二方加陈皮、砂仁、半夏。

又　前方通胸中脾中之阳，此方兼通肾中之阳。阳气得通，三焦气机自畅，胃中寒饮自化矣。

照前方加清和丸。

萧 腹满，口舌干燥。

仲景云：此肠间有水气。

渴欲饮水，水入即吐，名曰水逆。

食已即吐，名曰格塞。

今兼此三者，是寒饮水气伏留于肠胃也。

病已四五年，非一旦可去。

即宗仲景法汇集而加减之。

防己 赤苓 川椒目 泽泻 川连 大腹皮 桂木 焦白术 干姜 猪苓 半夏 白蔻仁

孙 水停心下则悸，气郁胸中则痛，痛甚则痞塞而吐白沫，得食则宽。

此中虚夹痰饮为患也。

六君子汤加川朴、干姜、桂木、沉香。

杨 心胸觉冷，经事数月一来，食入则腹中胀痛，寒痰气郁凝滞不通。

当以辛温宣畅，遵熟料五积意。

半夏 桂枝 茯苓 苍术 白芍 川芎 川朴 当归身 丹参 炙甘草 陈皮 枳壳 高良姜

又 苦辛温通之剂，而能调经散痞，用之而效。

益信古人言不妄发，法不虚立，在用者何如耳。

前方去良姜，加茺蔚子、砂仁。

胡 阳微浊聚于胃，寒饮窃踞中宫，脘痛连胁，腹鸣辘辘。

法当转运中阳，以却寒饮。

旋覆花　干姜　半夏　茯苓　泽泻　陈皮　水红花子　白蛳螺壳　生姜

又　脘胁之痛虽除，脾胃之气大惫。

面浮足肿，土衰水泛，脉细少神，虑其腹满。

急宜温补中阳以消水湿，又当自知节爱为上。

六君子汤去草，加炮姜、熟附子、神曲。另金匮肾气丸，朝暮各服一钱五分。

某　肾中之元阳不足，胆中之火用不宣。

痰饮伏留于心下，故心胸如盆大一块，常觉板痛，背亦常寒。

三四年来每交子后则气喘，乃阳气当至而不至，痰饮阻遏，阳微阴胜故也。

天明则阳气张，故喘平。

至心悸咳嗽，易于惊恐，属阴邪窃踞胸中为病。

其常若伤风之状者，卫外之阳亦虚也。

图治之法，当祛寒饮而逐阴邪，斡旋阳气，如离照当空，阴邪尽扫。

用仲景苓桂术甘汤，先通其胸中之阳气，再议。

茯苓细辛一分，煎汁炒　冬术附子二分炒　党参姜汁炒　甘草麻黄一分，炒　桂木　半夏　干姜　五味子五粒，炒　补故纸青盐炒　紫石英　陈皮　胡桃肉　白蛳螺壳洗

贾　病已两月，先呕而后咳，多吐清涎，口不渴，心胸痛而痞闷，此痰饮停于心下也。

虽微有寒热，并非外感风邪。

当从胸痹痰饮门中求之。

半夏　茯苓　瓜蒌皮　橘红　杏仁　生姜

渊按：仲景治胸痹，用蒌皮须同薤白，治痰饮须同桂枝，否则不效。盖胸脘之阳不化，饮痹皆不去耳。

施 背筋常冷，胸腹有块，时吐酸水。

此寒痰阻于胃而太阳之气不宣，温之通之。

苏梗　桂枝　陈皮　茯苓　半夏　制附子　川椒　老生姜

仁渊曰：《内经》无痰饮证，并无痰字。

痰饮之病，始于仲景，详于《金匮》。

其论痰饮有四，曰痰饮、悬饮、支饮、溢饮。

《千金》有五饮丸，治留饮、痰饮、溢饮、流饮、澼饮。

明李时珍即《金匮》四饮加伏饮为五饮。

古人以胸胃肠间有水饮内积，即名曰饮，不必尽有咳嗽也。

今人以咳嗽气逆，倚息不得卧，名之曰痰饮，乃《金匮》之支饮也。

其余或已更名，如脘痛吐酸，即古之悬饮也；饮水不化，不得汗出，身体疼重浮肿，古之溢饮也。

去古渐远，其名遂更。

夫五饮之生，总由肺脾阳虚，致水饮入胃不能布化通调，停蓄胃肠之间，遂生种种病情：射肺则咳，凌心则悸，犯肝则胁痛眩冒，入肾则喘逆，侮脾则胀满痞闷，皆中上阳气不能布化之过也。

然肺脾之阳虽虚，肾中之阳尚旺，其病犹可支持，故痰饮病有积延岁月而不死者。

如此篇，亦以咳嗽气逆为痰饮。

然即以咳嗽气逆而论，其因多端，未必尽属痰饮也。

大抵痰饮咳嗽，其痰多沫，其气多逆，其脉多弦、多滑，其心多悸荡，其头多眩冒，其表畏寒，冬发夏愈，其口不渴，其舌苔多白，此痰饮咳嗽之状也。

治法，《金匮》要言不繁，曰：须以温药和之。

盖无论何饮，化其中上焦之阳气为先。

而肾气丸一方，即开后人内饮治肾之门。

故后人有外饮治肺脾，内饮治肝肾之说。

盖饮邪久延，穷而伤肾，肾阳虚而肾气上奔，非温纳补摄不效。

后贤之人参蛤蚧、黑锡丹、天真丸等，都从肾气丸得来，为温纳肾气之法。

若得病之由，或冒冷雨，或卧而受凉，或过饮伤其肺脾，非一端耳。

痰　喘

高　寒入肺底，久而化热，同一痰喘，先后不同矣。

初病在肺，久必及肾，虚实不同矣。

补肾纳气，清金化痰，是目下治法。

大熟地海浮石拌　麦冬　川贝　蛤壳　五味子　牛膝　杏仁　沙参　地骨皮　枇杷叶　雪梨皮

卢　肾司纳气，开窍于二阴。

病发每因劳碌之余，先频转矢气，而后气升上逆，短促如喘，饮食二便如常。

其病在少阴之枢，宜补而纳之。

六味地黄合生脉散，加青铅。

陆　喘哮十二年，三疟一载。疟止复来，喘发愈勤。中虚痰饮不化，虽痰中带血，而不可以作热治也。拟六君子加杏仁、旋覆、姜、桂方法。

六君子汤加杏仁、旋覆花、桂枝、细辛同炒、干姜五味子同打，炒。

渊按：痰中见血，仍用姜、桂，非老手不辨。

冯 年逾七旬，伏暑夹湿，湿能生热。

病起微寒微热，咳嗽痰稠，曾经吐血。

今血虽止而咳仍然，脉涩而数，舌苔灰白而渴，乃湿热痰浊恋于肺胃。

病将匝月，元气大伤。脾胃不醒，谷食少进。

初起大便坚，今则软而带溏矣。

病在肺脾胃三经，治在化痰、降气、和中。

甜杏仁　茯苓　款冬花　蛤壳　沙参　紫菀　川贝母　苡仁　陈皮　雪羹

另用人参、珠子、血珀、沉香、礞石，研细末，匀和一处，再研极细。

分四服，日一服。

又 夫咳嗽痰喘之病，浅则在肺胃，深则属肝肾。

凡用方之法，由浅而深。

按脉察色，知其虚中夹实，实者，痰浊也。

故先以化痰降气和中为法。

两剂咳嗽稍平，唯气之喘而短者，有出多纳少之意，则其本虚矣。

左脉细微，肝肾之虚大著。

虽舌苔黄浊不化，亦当以摄纳为要。

且额上汗冷，胃泛不纳，将有虚脱之虑。

人参一钱五分　五味子八分　麦冬钱半，元米炒　山萸肉二钱　泽泻一钱　茯苓二钱　大熟地六钱，附子三分，煎汁浸片时，炒成炭　紫衣胡桃肉不去皮，二个　紫石英三钱　怀牛膝三钱　怀山药五钱，炒

另用好肉桂三分，上沉香三分，坎炁二条，三味各研末，和一处，再研细，分作二服。今晚一服，燕窝汤调下；明日再进一服。

若得额汗收敛，左脉稍起，犹有生机可理。若不应手，难为力矣。

杜　咳嗽有年，每遇劳碌感寒即发，并无痰涎，此属气喘。

据述病起受寒，早用麦冬清滋之药，遂至邪恋于肺，曾服麻黄开达见效。

然病根日久，肺气日虚。

虚而不治，累及子母。

今三焦并治，乃肺脾肾三脏兼顾也。

杜苏子　淡干姜五味子合捣　甜杏仁　橘红　半夏　款冬花　炙甘草

早服附桂八味丸一钱，金水六君丸三钱，开水送。

又　久咳肺脾肾交虚，前用温纳相安。

今交夏令，肾气丸中桂、附嫌刚，改用都气丸可也。

都气丸三钱，朝服。金水六君丸三钱，晚服。俱盐汤下。

又　肺为贮痰之器，肾为纳气之根。

肾虚不纳，则气逆而生喘；肺虚失降，则痰贮而作喘。

前方辛通肺气，补摄肾气，服下稍安，而病莫能除。

良以多年宿恙，根深蒂固。

然按方书内饮治肾、外饮治肺，不越开上填下之意。

法半夏　茯苓　橘红　杏仁霜　款冬花　干姜　白芍　五味子　炙甘草

上药为末，用麻黄三钱，白果肉三十粒，枇杷叶二十片，煎浓汁，泛丸。

每服一钱，朝晚并进，与都气丸同。

王　高年烘火，误烧被絮，遭惊受寒，烟熏入肺，陡然喘逆痰嘶，神糊面浮，防其厥脱。

旋覆花　前胡　杏仁　川贝　代赭石　茯神　苏子　沉香　桑白皮　款冬花　竹油冲　姜汁冲

渊按：此火邪伤肺而喘也。与寻常痰喘不同，故不用温纳。

徐　喘哮气急，原由寒入肺俞，痰凝胃络而起。

久发不已，肺虚必及于肾，胃虚必累于脾。

脾为生痰之源，肺为贮痰之器。

痰恋不化，气机阻滞，一触风寒，喘即举发。

治之之法，在上治肺胃，在下治脾肾，发时治上，平时治下，此一定章程。

若欲除根，必须频年累月，服药不断。

倘一暴十寒，终无济于事也。

此非虚语，慎勿草草。

发时服方

款冬花　桑皮　紫菀　苏子　沉香　茯苓　杏仁　橘红　半夏　淡芩

平时服方

熟地　五味子　陈皮　苡仁　胡桃肉　紫石英煅　半夏　蛤壳　杜仲　茯苓

又　喘哮频发，脉形细数，身常恶寒。

下焦阴虚，中焦痰盛，上焦肺弱。肺弱故畏寒；阴虚故脉数；喘之频发，痰之盛也。

有所感触，则病发焉。

病有三层，治有三法，层层护卫，法法兼到，终年常服，庶几见效，否恐无益也。

发时服方

桂枝生，晒干　款冬花蜜炙　橘红盐水炒　杏仁霜　莱菔子　桑皮蜜炙

共研末，用枇杷叶十片，去毛，煎汤。

再用竹油半茶杯，姜汁一酒杯，相和一处，将上药末泛丸。

发喘时每至卧时服此丸二钱，苡仁、橘红汤送下。

平时服方

大熟地砂仁拌　丹皮盐水炒　茯苓　牛膝盐水炒　泽泻盐水炒　肉桂　山萸肉酒炒　怀山药炒　五味子盐水炒　磁石

上药为末，用炼白蜜捣和，捻作小丸，丸须光亮。

俟半干，再用制半夏三两，陈皮二两，炙甘草一两，研极细末，泛为衣。

每朝服二钱，发时亦可服。

叶　喘之标在肺，喘之本在肾。脉迟者寒也，舌白者痰也。以金水六君煎加味。

大熟地蛤粉炒　半夏　陈皮　茯苓　杜仲　款冬花　桂枝　紫菀　杏仁　五味子　胡桃肉

又　喘发已平，咳嗽不止，吐出浓痰。今宜降气化痰。

苏子　旋覆花　当归　款冬花　桑白皮　橘红　半夏　茯苓　杏仁

金　痰气声嘶，面仰项折，久而不已，防有鸡胸、龟背之变。

盖肺气上而不下，痰涎升而不降，上盛则下虚，故病象若此。

宜清肺以降逆，化痰而理气。

生石膏　紫石英　半夏　茯苓　橘红　石决明　川贝　蛤壳　紫菀　杏仁　竹油　姜汁

另：不蛀皂荚三枚，去皮弦子，煎浓汤一饭碗，用大枣三十枚，将汤煮烂，晒干，将汁再浸，再晒干。每日食枣五六枚。

某　汗出不休，气短而喘，是气血阴阳并弱也。

足常冷为阳虚，手心热为阴虚。

营不安则汗出，气不纳则喘乏。

法当兼顾。

大熟地附子三分，拌炒　黄芪　防风一钱，拌炒　归身　白芍　五味子　紫石英　茯苓　党参　冬术　浮麦　红枣

渊按：此劳损虚喘也。

金受火刑，经所谓耐冬不耐夏。

夏令见之，都属不治。

黄芪为汗多而设，若喘而无汗，即不相宜。

又　汗出减半，气尚短喘。今当大剂滋阴，再参重以镇怯。

人参固本丸　龟胶　磁石　紫石英　白芍　五味子　胡桃肉

又　周身之汗已收，头汗之多未敛。

气喘较前觉重，交午愈甚。

掌心觉热，脉形细数，饮食减少。

阴津大亏，肺气伤戕。

兹当炎暑，水衰火旺，金受其灼，咳嗽痰黄，渐延损症。

拟清金丽水，冀其应手为妙。

沙参　麦冬　大生地　龟板　川贝母　五味子　知母　西洋参　川黄柏

仁渊曰：痰喘之因不一，须分虚实两途。

实者因风寒痰火，大都病在肺胃，从外感而来，或寒热无汗，或不热有汗，咳嗽痰浓，便溺短赤，舌苔厚，脉数浮滑不空，乃风温痰热壅于肺胃不得降化也。

宜宣通肺络，清降胃气，有汗葶、杏、橘、贝、芩、翘、石膏等剂，无汗麻杏、甘、石、桑、贝、橘、桔之类。

若形寒表热不扬，咳窒不爽，脉浮而紧，乃风寒闭其肺络，元府不宣，肺气不利，不得肃降也，宜麻、杏、苏、桔，或防风通圣等开其腠理。

虚者乃平素肺肾内虚，肃降摄纳无权，脾胃气弱，不克化饮食精微，即痰饮之类。

痰留肺系胃络，一触外邪，肺胃即失顺降，肾气即为奔逆，喉间吼有声，倚几布息，甚至自汗淋漓，无表热外感见证，脉浮滑空豁，或形瘦浮肿，种种虚象，宜温纳镇摄。

又有半虚半实之证，如素有痰饮，感寒遇劳即发，咳嗽痰沫，喘逆倚息，仿痰饮例治之。

若久病全属虚证。

更有无痰而喘，火迫而喘，糖哮盐哮而喘，俱伤其肺气使然，当求其因。

古人谓实喘治肺，虚喘治肾，确有见地，然不可执一。

实喘治肺，须兼治胃；虚喘治肾，宜兼治肺。

如肾气丸、黑锡丹治肾，人参蛤蚧汤治肺，人参胡桃汤肺肾兼治也。

大抵痰多，脉空弦者，以肾为主。

痰少，脉虚不甚大者，以肺为主。

痰稀多沫者，宜温纳，痰少色黄浓者，宜平降。

一则肾阳虚，一则肾阴虚而肺有火也。

夫熟地最能消虚痰，以其能填补肾气而化无形之痰也。

勿嫌腻膈而畏之。

卷 四

咳 嗽

卜 心咳之状，咳则心痛，喉中介介如梗状，甚则咽肿喉痹。

盖因风温袭肺，引动心包之火上逆，故治法仍宜宣散肺经风邪，参入宁心缓火之品。

仲景方法，略示其端，但语焉而未详，后人未细审耳。

前胡　杏仁　象贝　桔梗　射干　远志甘草汤制　麦冬　沙参

小麦一两，煎汤代水。微妙在此一味。

渊按：非深入仲景堂奥不能道。用宣散肺金风温之方，加小麦一两，清心热，即补心虚，何等灵敏。

胡 咳嗽呕吐，痰浓头痛。风热上蕴，肺胃失降。

前胡　杏仁　苏子　橘红　款冬花　桑白皮　防风　桑叶　冬瓜子

丁 形寒饮冷则伤肺，两寒相感，中外皆伤，故气逆而为咳嗽。

自秋冬历春夏，每每夜甚，气升不得卧。

近来吐血数口，是伏寒化热，而阳络受伤矣。

祛其伏寒，退其伏热，必兼降气化痰。

紫菀　杏仁　款冬花　橘红　川贝　茯苓　桂枝　淡黄芩　桔梗　半夏　桑白皮　枇杷叶

胡 肺有风邪则咳，胃有湿痰则满；肾虚则腰痛，肝虚则目花。

既不可徒散，亦未可徒补，拟两顾法。

苏子降气汤去桂枝，加茯苓、玉竹、穞豆衣、桑叶、胡桃肉、枇杷叶。

某 素有寒嗽，时发时止。

上年岁底发时，寒热六七日方止。

至春初，喉痛三日，声音遂哑，而咳嗽作。

总因风温袭于肺部，宜宣邪降气，冀免喘急。

旋覆花 荆芥 杏仁 款冬花 前胡 苏子 枳壳 川贝 川芎 桔梗 蛤壳 枇杷叶

许 寒嗽交冬则发，兼患颈项强急。

大熟地六钱，麻黄一钱煎汁浸，炒松 茯苓三钱，细辛五分煎汁浸，炒 胡桃肉四钱 五味子八分，淡姜一钱同炒 陈皮二钱，盐水炒 半夏钱半，炒 川贝三钱 款冬花三钱 苡仁四钱 杏仁霜三钱 归身三钱，酒炒 党参三钱，元米炒

上药为末，炼蜜为丸。每晨开水送下三钱。

渊按：久嗽宜此方。若颈项强急，未免有外风袭三阳经也，何不以汤剂兼治之？

僧 咳嗽七八年，咳甚必汗出。

近半年以来痰中见血两次，肺气肾阴亏损矣。

虑加内热，延成劳怯。

大熟地 归身 蛤壳 北沙参 麦冬 川贝 甜杏仁 苏子 桑白皮 炙甘草 枇杷叶

又 久嗽肺肾交虚，犹幸胃气尚旺。

法以金水同治，冀精气渐生。

大熟地　归身　炙甘草　潞党参　桂枝　款冬花　炮姜　麦冬　半夏　阿胶　蛤壳

此仿炙甘草合麦门冬汤。病由寒伏肺底，致成咳嗽，日久伤及精气，故于滋补中兼化痰。

又　久嗽汗出，诸药不效。用宁肺散。

粟壳一两六钱，醋炒　炙乌梅肉四钱

共研末，每服三钱，下午开水调服。

朝服金水六君子丸四钱，开水送下。

张　十年前三疟之后，盗汗常出，阴津大伤。

去秋咳嗽气升，痰中带血。

至今行动气喘，内热多汗，食少无力，脉虚细数。

劳损根深。

四君子汤加五味子、熟地、焦六曲、粟壳、紫石英、熟附子、黄芪、白芍、麦冬。

又　肺主出气，肾主纳气。

肾虚不能纳气，气反上逆而喘。

痰饮留中，加以汗出阳虚，咳血阴虚，内热食少，肺肾虚劳之候。

四君子汤加麦冬、紫石英、熟附子、丹皮、大熟地、半夏、白芍、沉香、五味子、粟壳、乌梅。

渊按：夺血毋汗，夺汗毋血。

血阴也，汗亦阴也。

何以言阴虚阳虚？

盖汗出为阳气失卫，咳血为阴火所迫，故有阴阳之分。

又 盗汗气喘，咳嗽脉细。

精气两虚，舍补摄肺肾之外，更将何法以治！

景岳云：大虚之症，即微补尚难见效，而况于不补乎？

前方加归身、牡蛎、龙骨、黄芪。

姚 咳嗽将及一年，阴阳之气各造其偏。

阳虚则外寒，阴虚生内热。

夏令湿热用事，迩日寒暄不调，脾胃伤戕，恐致成劳，毋忽！

沙参 茯苓 五味子 麦冬 黄芪 川贝 苡仁 沙苑子 玉竹 枇杷叶

又 脉数未退，阴虚未复。

咳嗽不止，肺气日虚。

夏暑将临，病尚未稳，仍宜小心安养为要。

大生地 生洋参 麦冬 川贝 玉竹 五味子 黄芪 沙参 茯苓 枇杷露

唐 七旬有六之年，面色红润，脉形坚搏，外似有余，里实不足。

屡患咳嗽，娇脏暗伤。

本月初旬，微感风温，咳嗽又作，舌苔薄白，底有裂纹，饮食略减。

风温久恋，劫胃津，灼肺阴。

不可再投辛散，当以甘润生津。

花粉 沙参 玉竹 麦冬 苡仁 杏仁 川贝 桑叶

李 咳嗽喉痒，痰或稀或浓，浓则腥臭。

脉象右弦而滑，左弦小数。

肝经有郁勃之热，肺家有胶黏之痰。

此痰为火郁而臭，并非肺痈可比。

当以平肝开郁，参清金化痰。

沙参　橘红　苏子　杏仁　石决明　川贝　茯苓　丹皮　蛤壳　枇杷叶　陈海蜇漂淡　地栗

许　咳嗽面白为金伤，脉数而洪属虚火，是脉克色而火胜金也。

夏至一阴生，正属火令，为剥极则复之际。

倘若剥而不复，颇有火灼金销之虑。

党参　黄芪　炙甘草　茯苓　怀山药　麦冬　沙参　五味子　紫菀　陈皮

此生脉散合六君子汤加紫菀。

夫四君去术加黄芪、山药、陈皮，亦名六君，在《医方集解》中。

王　暑风从背俞而内薄于肺，湿热从胃脉而上注于肺。

外内合邪，其气并于胸中，气不得通，因而上逆，气升作咳。

舌苔薄白，口腻不渴。

治属饮家。

半夏　陈皮　枳壳　马兜铃　杏仁　射干　通草　冬瓜子　枇杷叶

渊按：宜佐开泄暑风之药一二味，如香薷、苏梗之类。

阙　体弱素亏，频年屡患咳嗽。

今春产后悲伤，咳嗽复作，背寒内热，气逆痰多，脉虚数，大便溏。

延今百日，病成蓐劳按产后血舍空虚，八脉之气先伤于下，加以悲哀伤肺，咳嗽震动，冲脉之气上逆。

经云：冲脉为病，逆气里急。阳维为病苦寒热。

频进疏风清热，脾胃再伤，以致腹痛便溏，食减无味，斯皆见咳治咳之弊。

越人谓上损及脾、下损过胃，俱属难治。

姑拟通补奇经，镇摄冲脉，复入扶脾理肺。

未能免俗，聊复尔尔。

大熟地砂仁炒炭　当归小茴三分，拌炒　紫石英　白芍桂枝三分，拌炒　白茯苓　川贝　牛膝盐水炒

张　稚龄形瘦色黄，痰多食少，昼日微咳，夜寐则喉中吼有声。

病已半载，性畏服药。

此脾虚湿热蒸痰阻肺也。

商用药枣法。

人参　炙甘草　冬术　茯苓　制川朴　苍术　宋半夏　陈皮　川贝　榧子

上药各研末，和一处。

用好大枣一百枚，去核，将药末纳入枣中，以线扎好。

每枣一枚，大约纳药二分为准。

再用甜葶苈一两，河水两大碗，用枣煮，候枣软熟，不可太烂，取出，晒干。

候饥时，将枣细嚼一枚。

一日可用五六枚。

余枣汤去葶苈，将汤煎浓至一茶杯，分三次先温服。

此平胃、六君子汤加川贝、榧子也。

制法极好，治脾虚湿热蒸痰阻肺，喉中痰多者，从葛可久白凤膏化出，颇有巧意。

服之遂愈。

渊按：心思巧妙，触发后学不少。

毕 劳心苦志，耗损营阴。

阴虚生内热，热胜则风动，由是心悸少寐，头眩咳嗽，晡热朝凉，种种病情，相因而至。

前议甘凉生津，微苦泄热，服后热减咳稀，原得小效。

而或谓外感，改投辛散，杂入消导苦寒，以致咳频汗多。

犹云邪未尽达，再欲发汗。

大言不惭，岂非痴人说梦耶！

余今仍用甘凉，窃恐见此方者，又訾议于后也。

呵呵！

沙参　玉竹　麦冬　地骨皮　茯苓　川贝　穞豆衣　茯神　钟乳石　雪梨肉　红枣

奚 风邪袭肺，肺气失宣。

一月以来咳嗽，上引头痛，乃振动肝胆之阳也。

幸胃旺能食，邪未延及于中。

第久恋于肺者，势必渐化为热。

乃咳而喉痛、音哑，肺阴为热耗矣。

宣风散热，润肺化痰，是其治法。

然非数剂所能治。

盖风入肺系，祛之亦不易也。

牛蒡子　马兜铃　川贝　桔梗　杏仁　生甘草　海浮石　蛤壳　阿胶　桑叶　枇杷叶

另：蛤粉一两，青黛二钱，蝉蜕七分，共三味，研为细末。分七服，药汁调下，每日一服。

肺阴已伤，引动肝阳，咳作头痛，青蛤散颇合。皂荚子不可用，恐劫液也。

戴 五脏皆有咳，总不离乎肺。

肺为娇脏，不耐邪侵，感寒则咳，受热则咳，初起微有寒热，必夹表邪。

邪恋肺虚，脉形空大。

前方降气化痰，保肺涤饮，俱无少效。

据云得汗则身体轻快，想由肺气虽虚，留邪未尽。

补虚而兼化邪，亦一法也。

用钱氏法。

牛蒡子元米炒 马兜铃 杏仁 阿胶蛤粉炒 苏子 桑白皮 款冬花 炙甘草 茯苓 桑叶 枇杷叶

沈 脉虚软而似数，内伤虚弱奚疑！

夫邪之所凑，其气必虚；虚处受邪，其病则实。

咳嗽虽由外感，而实则因于气虚。

以为风寒固不可，以为虚损未必可。

玉竹饮子主之。

玉竹 杏仁 苏子 桑白皮 款冬花 旋覆花 沙参元米炒 象贝 橘红 枇杷叶

岑 烦劳罢极则伤肝，肝伤则气逆而上迫，为胁痛，为咳嗽。

秦氏所谓先胁痛而后咳者，肝伤肺也。

治法不在肺而在于肝。

夏令将临，恐有失血之虞。

旋覆花 桃仁炭 杏仁 川贝 苏子 冬瓜子 黑山栀 丹皮 郁金 苡仁 枇杷露

祝 咳嗽夜重，风寒伤于肺，劳碌伤于肾。肾气上逆，故重咳于夜也。

前胡　杏仁　象贝　橘红　半夏　旋覆花　紫菀　茯苓　沉香　沙苑子

渊按：治风寒则可矣，治肾虚则未也。

某　咳嗽白痰味咸，是肾虚水泛为痰也。

小便黄，阴虚内热。

初起虽有风寒，日久亦从热化，而元气渐虚矣。

今从肺肾图治。

沙参　玉竹　橘红　甜杏仁　茯苓　川贝　紫菀　蛤壳　金狗脊　十大功劳

平　病起伤风咳嗽，邪留肺系。

久咳伤阴，火起于肾，上冲于心，心中热痒则咳甚而肤热，追火降则热亦退而稍平。

其所以发热者，由于阴虚也。

唯胃纳甚少，滋阴之药不宜过，当以金土水三脏皆调。

立夏在前，冀其热减为妙。

大生地蛤粉拌，捣　阿胶米粉拌，炒　怀山药　炙甘草　川贝　五味子　茯苓　牛蒡子　丹皮炒焦　橘红　紫菀　枇杷叶

仁渊曰：咳嗽一证，最为难治。

外感固不可擅用清滋，即内伤之咳，亦未可擅用冬、地，须察其病因在何脏腑而施治。

疗久咳必先顾其胃气，未有胃不顺而咳可愈者。

经谓：十二经皆有咳，非独肺也。

皮毛者，肺之合也。

皮毛先受邪气，邪气以从其合也。

其寒饮食入胃，则肺寒，肺寒则内外合邪，因而客之，则为肺咳。

此言外感之咳，从感寒饮寒而起，邪由皮毛而内合于肺，或散或温或凉，从肺主治。

其饮热受热者，亦可隅反。

若内伤之咳，则五脏十二经皆有，断不可专治其肺。

盖咳在肺，所以致咳不在肺。

五脏六腑苟有一气之逆，触动肺气，即能作咳。

绎经旨聚于胃、关于肺二语，深得咳嗽要言。

夫胃有五窍，如闾里门户。

水谷入胃，渣滓由下脘传小肠，水液即从旁窍而出，传布三焦，由中焦蒸化，至上焦为津液，渗下焦为便溺。

今脏腑之气失顺，逆击于肺作咳。

胃窍之水饮不能尽化津液，聚于上脘而为痰涎，寒则痰稀，热则痰浓。

前人论脾乃生痰之源，肺为贮痰之器。

今读西国医书，谓咳痰不从肺出，即从胃脘而来。

证以经文“聚于胃、关于肺”二语，始知前人所论非是。

按前贤论咳嗽者甚多，至“聚于胃”三字，从未论及，岂《内经》此言漫无着落耶?

今得西医剖视之书，益见《内经》之精。

至何脏何腑之逆，虚实之辨，当详参脉证。

经文于此尤为精细，不难按证用药。

兹集外感内伤为一编，读者宜细绎之，勿混治也。

疝　气

某　先天不足，肾气虚寒，膀胱失化，肾囊胀大，疝气上攻，呕吐不止。防其发厥。

肉桂　金铃子　乌药　巴戟肉　胡芦巴　半夏　吴茱萸　泽泻　小茴香　荔枝核

又末药方

棉子肉四两，炒　小茴香二两，盐水炒　糯米半升，炒黄

共研末，砂糖调服。

渊按：水盛凌土之象，须崇土御水为主。

曾　嗜酒之人多湿，湿注下焦而成癞疝，肿胀久而不已。

虑其变酿囊痈、湿漏等疾，是属淹缠。

萆薢　橘核　桃仁　茯苓　焦白术　海藻洗清　昆布洗清　泽泻　延胡索　川黄柏　川楝子炒打　通草

附丸方

金铃子一两，炒，打　萆薢一两，炒　茯苓一两，烘　泽泻一两，炒　防己一两　焦山栀一两　白术八钱，炒　黑白丑各二钱，炒　黄柏五钱，炒　川连三钱，吴萸二钱，煎汁，炒　苡仁一两，炒　茅术八钱，米泔水浸　昆布一两，洗淡，炒　橘核一两，炒，打　海藻五钱，洗淡，炒

上药共研细末，用老丝瓜筋三两，砂仁三钱，通草三钱，煎汤泛丸。每朝三钱，开水送下。

秦　湿热素盛，下注小肠厥阴之络，囊肿，胯筋胀痛，小有寒热，已经匝月。

拟泄肝络，兼通小肠。

金铃子散加柴胡、青皮、穿山甲、全蝎、龙胆草、枳壳、山楂肉、黑山栀、沉香、吴茱萸、橘核。

又　疝本属寒，久则化热。其热为标，其寒为本。当标本兼治。

金铃子散加木香、乌药、吴茱萸、橘核、小茴香、车前子、川黄柏、枸杞子、胡芦巴。

吴 子和论七疝都隶于肝。

近因远行劳倦，奔走伤筋，元气下陷，其疝益大。

盖筋者肝之合也，睾丸者筋之所聚也。

大凡治疝不越辛温苦泄，然劳碌气陷者，苦泄则气益陷。

今先举其陷下之气，稍佐辛温，是亦标本兼治之法。

补中益气汤加茯苓、茴香、延胡、全蝎、木香。

又丸方

党参　白术　茯苓　吴茱萸　乌药　木香　小茴香　当归　枸杞子　川楝子　淡苁蓉

上药研末，用荔枝半斤，去壳煮烂，取肉捣烂，另将核炙脆，研末，连前药末共捣成丸。朝暮用盐花汤送下三钱。

周 中气不足，湿热下注厥阴之络，胯凹肾囊之间，每逢劳碌必发疝气攻痛，兼有寒热。

前用搜络方法，未获效验。

今用补中益气汤加搜络清里之药。

补中益气汤去黄芪、炙草，加黄柏、茴香、全蝎、吴茱萸、黑山栀、川楝子、橘核、丝瓜络。

又药酒方

枸杞子　沙苑子　茴香　仙茅　川楝子　熟地　菟丝子　吴茱萸　杜仲　巴戟肉　党参

烧酒十斤浸，夏五冬十日饮，勿醉。

王 肝经久有湿热，伏于下焦经络之中。

疝气交春而发，夏甚秋衰，至冬而平，发时每有寒热。

是属湿火无疑，断非寒疝可比。

去冬迄今患疟，兼以咳嗽。

舌底红裂而苔黄。

此疟邪湿热伤阴之象。

法以养阴化痰、和胃泄肝为治。

制首乌　鳖甲　陈皮　杏仁　桃仁　川楝子　青皮　延胡　川贝　沙参　红枣　生姜

仁渊曰：古人谓七疝都隶于肝，以少腹前阴皆厥阴经脉部位故也。

湿热寒邪袭郁厥少而成疝，此言诚是。

然余谓病标在肝，病本在脾肾。

盖厥阴风木，寄体在土，滋灌赖水。

苟日暄雨润燥湿得宜，欣欣向荣，何疝之有？

唯水寒土湿，木失其荣，藏舍空而经络虚。

始寒湿、热湿之邪乘虚袭入，邪郁不化，木不条达，愈郁愈横。

于是将军之性猝发难遏，其气不得升达，横塞本位经脉之间而作疝也。

所以不涉他部者，他脏尚不虚耳。

冲心则死，亦以心阳大虚，寒邪得以直犯君主耳。

气体实而标邪盛者，其治尚易。

唯积年累月，邪虽不重，而脏真大虚，一切苦寒辛通之药，未可径施，施亦未必效验，最为难疗。

若治疝都用辛通温散入方者，不独散其寒，亦所以通其气耳。

通则不痛，痛则不通。

是之谓乎！

遗精淋浊

严　淋浊三年不止，肾虚湿热不化，阴头碎痒，筋骨微疼。

六味补肾，能化湿热。

耐心久服，莫计效迟。

大生地　怀山药　茯苓　山萸肉　五味子　麦冬　益智仁　丹皮　泽泻　湘莲肉

须　精浊连年不断，兼有血块淋漓。

肝肾大虚，八脉无以固摄，湿热混乱不清。

舌苔白腻。法当脾肾双补，固摄下焦。

怀山药　茯苓　菟丝子　阿胶赤石脂炒　血余炭　五味子　杜仲　沙苑子　金樱子　莲须　旱莲草

渊按：肝肾八脉之虚，由湿浊混淆，精血频下。

若不先清湿热以宁相火，徒事补肾固精，所谓不清其源而欲塞其流，能乎否乎？

顾　遗精无梦为肾虚，咳嗽寒热乃风邪，腹胀纳少兼肝气。

此三者当先何治？

曰：咳嗽盗汗出，不宜治肺；肝气横，不宜伐肝；然则治其肾乎！

六味丸去泽泻，加陈皮、白芍、沉香、牡蛎、芡实、湘莲肉。

又　遗精属肾，不寐属心。

心火刑金则咳，心阳下陷则遗。

阴虚则盗汗，肝虚则结瘕。

法当交济坎离。

大生地　远志　芡实　茯苓　白芍　党参　龙齿　枣仁　怀山药　龟板　六神曲　麦冬　牡蛎　五味子　丹皮　建莲肉

丁　水窍精窍，异路同门，二窍不并开。

水窍开则湿热常泄，相火常宁，精窍常闭。

若水窍为败精瘀浊阻塞不通，则湿热不泄。

病已二载，颇服滋补，使湿热败浊漫无出路，致下焦浊气上攻及胃，时时嗳气，腹中不和，二便不爽，失下行为顺之理。

诊脉细肢寒，肾阳与胃阳不布。

法宜通阳渗湿，益肾化浊。

补故纸　韭菜子　茯苓　萆薢　小茴香　菟丝子

又　症势仍然，前方加减。

照前方加桂枝、白芍、龙齿、牡蛎。

又　杂药乱投，诸病不除，中气早戕，故腹中不和，大便不畅。

至于本病清浊淆混，亦脾虚湿热所致。

萆薢　益智仁　半夏　陈皮　党参　黄柏　石菖蒲　乌药　砂仁

又　九窍不和，肠胃病也。

胃以下行为顺，肠以传导为职。

肠胃失司，则嗳气肠鸣，头眩，大便难，小溲浑浊，肛门溺窍皆痒。

白术　苦参　茯苓　陈皮　香附　泽泻　六神曲　桃仁　火麻仁　槟榔　青皮　茵陈草

又　湿热浊邪，混入清气之中，无路可出，外则肌肤生瘰，如粟且痒。

上则头眩；下则溺窍后阴俱痒，精浊时流，大便艰涩。

三焦俱受其邪，虚实混淆之病也。

疏泄浊邪从下而出，复入交济坎离，虚实同治。

朝服控涎丹十四粒，陈皮汤送下。暮服磁朱丸三钱，沙苑子汤下。

渊按：借控涎丹以泻中焦湿热痰浊，磁朱丸以交济坎离，可谓善于腾挪。

王 病起膏淋，变为石淋，今又成血淋矣。

盖肾虚精不藏聚，湿热相火蒸灼，致精化为浊，浊凝成块。

阴伤日久，血亦下注，故见血块也。

填补阴髓以化湿热，法当滑涩兼施。

大熟地　阿胶　龟板　天冬　血余炭　芡实　秋石　沙苑子　冬葵子　韭菜子炒　湘莲肉

李 北门之龠得守，则阳气固；坤土之阳得运，则湿浊化。

湿浊化则精旺，阳气固则精守。

所嫌肌肉尽削，夫肌肉，犹城垣也；元气，犹主宰也。

城垣倾颓，主宰困穷。

然则非大补元气不可。

大熟地　西党参　冬术　枸杞子　厚杜仲　麦冬　怀山药　淡苁蓉　当归　半夏　陈皮　茯苓　谷芽

萧 据述病情多系情怀郁勃，肝肾下虚，小溲频数澄脚，遍体机关骨节不利，头面觉麻。

此由阴液内亏，风阳绕络，源泉不足，膀胱不化使然。

养阴液以息风阳，救源泉以通气化，又须怡情安养，庶几可瘳。

大生地　二冬　龟板　沙苑子　五味子　川断　茯神　沙参　覆盆子　家韭子

渊按：既从七情郁结而来，乃心火不能下交于肾水，致肾关不固，似宜心肾兼治。

张 男子十四发身太早，保真不固。

究竟外丰内亏，不时内热，身倦乏力。

恐其延成劳损。培补先天，兼理后天，尤宜自知爱惜为上。

党参　大熟地　怀山药　丹皮　茯苓　陈皮　沙苑子　苡仁　杜仲　金狗脊

薛　左尺极细，寸关微而似数；右三部俱弦滑。

下有遗精暗疾，肛门痒而出水，上则头眩耳鸣，舌苔粉白。

以脉合症，肾阴下亏，湿热相火下淫上混，清窍为之蒙闭。

法当补肾之阴而清相火，清金和胃，分利膀胱以化湿热。

萆薢　大生地蛤粉炒　知母　泽泻　龟板　麦冬　黄柏　赤苓　半夏　丹皮　牡蛎　怀山药

又丸方

大生地砂仁、陈酒拌蒸　冬术土炒　黄连盐水炒　苦参　天麻　怀山药　丹皮盐水炒　川芎　芡实　龟板酥炙　牡蛎煅　泽泻盐水炒　黄柏盐水炒　知母盐水炒　半夏　萆薢盐水炒　赤苓　麦冬元米炒

上药为末，用建莲粉四两，神曲四两，煮糊捣丸。

渊按：此方治肾虚湿热遗精极妙，然须胃纳尚旺者。

若谷食式微，连、柏等苦寒宜斟酌。

高　淋浊而兼遗滑，耳聋目花。肝肾大虚，不宜渗利，法当固摄。

沙苑子　怀山药　补故纸　茯神　家韭子　芡实　龙骨　牡蛎

朝暮服威喜丸三钱。

渊按：纯属虚象，宜加熟地、山茱萸。

蒋　肾藏精，肝藏血，膀胱主疏泄，故前阴一物也，而有二窍。

二窍不并开，水窍开则湿热常泄，相火常宁。

若房事过度，则相火旺而精血不藏，混入水窍，为血淋窍痛焉。

大生地　元精石　丹皮　龟板　五味子　川黄柏　血余炭　沙参　知母　麦冬　茯苓　阿胶

高 脉细固属阴虚，若下垂尺泽，是相火下淫，故精血下流，小溲便数，溺窍疼痛，大便干结也。

补养肾阴，兼清相火为法。

大生地 龟板 黄柏 大黄酒炒 木通 小蓟炭 阿胶蒲黄炒 焦山栀 甘草梢 知母 茯苓 元明粉 车前子 牛膝

陈 遗精无梦，不特阴虚，阳亦衰矣；干咳无痰，不特肺虚，胃亦弱矣。

补精纳气，温煦真阳，治其肾也；补土生金，清肃高源，治其肺也。

若夫救本之图，在于息心无妄。

无妄二字所该者广，心君镇定，自无震撼之虞。

大熟地 党参 五味子 枸杞子 茯神 菟丝子 龙骨 沙苑子 怀山药 牡蛎 龟板 丹皮 杜仲 芡实

华 病由丧子，忧怒抑郁，肝火亢甚，小溲淋浊，渐至遗精，一载有余，日无虚度。

今年新正，左少腹睾丸气上攻胸，心神狂乱，龈血目青，皆肝火亢盛莫制也。

经云：肾主闭藏，肝司疏泄。

二脏皆有相火，其系上属于心。

心为君火，君不制相，相火妄动，虽不交会，亦暗流走泄矣。

当制肝之亢，益肾之虚，宗越人东实西虚、泻南补北例。

川连 焦山栀 延胡索 鲜生地 赤苓 沙参 川楝子 知母 黄柏 龟板 芡实

另当归龙荟丸一钱，开水送下。

附丸方

川连盐水炒　苦参　白术米泔浸，晒　牡蛎

共研末，用雄猪肚一枚，将药末纳入肚中，以线扎好，用水酒各半煎烂，将酒药末共捣，如嫌烂，加建莲粉拌干作丸。

每朝三钱，开水送下。

张　操觚莲幕，形逸心劳。

肾水下亏，不能上承于心；心阳内亢，而反下趋于肾，即坎离之不交也。

不交则诸病生，由是而下为淋浊尿血，宗筋绊痛；上为眩晕咳嗽，心中震跃。

诊脉左小右大，内伤虚症何疑！

今远道初归，跋涉劳顿，且拟和平补益，庶无畸重畸轻之病。

马料豆　甘草梢　茯神　怀山药　麦冬　建莲肉　沙参　红枣　鲜藕　枇杷叶

又　心阴耗损，君不制相，相火妄动，强阳常举，精浊时流，肛门气坠，大便溏薄，心中嘈辣，干嗽无痰。

右脉空大，两尺皆虚。

法宜补心阴以制相火，益肾气以固元精。

西洋参　黄柏　五味子　知母　牡蛎　大生地　龟板　麦冬

另补故纸盐水炒，韭菜子盐水炒，研末炼蜜为丸。每服三钱。

渊按：相火旺而肾阴亏极矣。二味为丸，专助肾阳，恐与此证不合。

包　劳碌气虚，湿热随之下陷。

淋浊初起觉痛，今而不疼，但觉气坠，小便频数，色黄而浑浊不清。

仿东垣补脾胃、去湿浊、泻阴火、升清阳方法。

黄芪盐水炒　柴胡　升麻　沙参　茯苓　芡实　萆薢　黄柏　知母

灯心　食盐冲服一捻

仁渊曰：遗精、淋、浊，古人每连类称之，其实三者因不同，病不同，治亦不同，未可一概论也。

夫遗精乃精关之病。

少年者多起于意淫，或色欲过度；中年者或由用心太过，心火不能下交，致肾精下溜，不梦而泄，甚则不寐亦泄。

亦有湿热阻中，致肝木升阳之气不能上达，郁陷于至阴之下，蒸煽精关而病。

古人以有梦无梦分虚实，未必尽然。

大抵从湿热来者多实，从意淫多欲、用心太过来者多虚。

唯同一虚也，须分阴虚、阳虚及阴阳两虚、虚中夹实。

今世医治此多不效者，由未辨明阴阳虚实，一味以补肾固精了事，及病者未能养心寡欲耳。

盖相火妄动致遗精，肾阳不能固摄亦致遗精。

试观古方，其义自明。

若淋症全由膀胱溺窍为患，虽分五证，半由湿热而来，前人辨之甚详。

即劳淋、虚淋，或从色欲起见，乃败精阻于溺管，溺管伤损；或淋久膀胱气虚，致肾亦虚。

乃由标及本，由腑及脏，非病起于肾也。

至浊证则肾与膀胱脏腑兼病，然脏病多而腑病少。

小便短赤，塞而不通者，为膀胱湿热；小便清通，脓浊时流者，为肾虚精不固。

浊色黄厚为虚热，色白而清为虚寒。

小便清通，但短数，时时欲便，亦属肾气虚寒。

前人于淋、浊二证，不甚分别，都以为湿热。

余少时执其说而治之，多不验。

今阅历有年，始知淋属膀胱溺窍，浊属肾脏精窍。

浊证虽有夹湿热，兼膀胱病者，总属脏多腑少，脏主腑宾。

俟湿热清而小便畅，即专益气固精。

若阳气虚者，佐扶阳升阳。

盖浊征大都色欲时忍精不泄，精管受伤，致精关不固，肾液与阴精同下，病久则阴伤及阳，阳不摄阴耳。

前案兼病俱多，方亦不能一例，读者神而明之。

痉 厥

陈 呕恶数日，止而发痉，每日必三五次。

此肝逆犯胃，聚液成痰，内风阳气弛张，痰亦从之为患。

拟以和胃息风。

羚羊角 钩钩 半夏 陈皮 黑山栀 石决明 池菊花 元参 竹茹

又 痉厥日数发，口噤不能言，而心中了了，病不在心而在肝。

夫心为君主，肝为将军。

当其气火风相煽之际，一如将在外，君命有所不受，则君主虽明，安能遽禁其强暴哉！

况胃为心子，胃家之痰与肝家之风相助为虐，舌红碎痛，一派炎炎之势莫遏。

欲化胃痰，先清肝火。

羚羊角 大生地 犀角 茯苓 生山栀 天竺黄 石决明 元参 钩钩 金箔 枣仁川连炒 竹油冲服 姜汁冲服

钱 肝苦急，急食甘以缓之。

生甘草一斤，研末 红枣一斤

煮烂，去皮核，与甘草打和为丸。每服三钱，开水送下。

此人并无表证，又不内热，一月数十痉，服此二料即愈。

仁渊曰：胃虚生痰，肝旺生火，火煽其痰，胃不能御，必至上逆而为呕吐。

吐极而胃益虚，肝益强，不至风动痉厥不已。

夫所谓胃虚者，胃之降气不顺也；肝旺者，肝之郁热上升也。

气逆化火，呼之为肝风、肝火、肝气者，以肝属巽木，为生风生火之脏，其性急暴，为将军之官，凡逆升之气都主于肝故也。

治以凉降者，以秋金之气，逆折其春木之太过也。

夫痉厥之证，不止呕吐一端。

若痉厥为木旺贼土，霍乱多有之。

外如温邪液涸，中风痰阻关窍，小儿痰热蒙蔽。

吴鞠通有《痉因质疑》，论《内经》诸痉项强皆属于湿，谓“湿”字乃“风”字之误。

余谓风不得痰，尚不至痉，《内经》湿字当作痰字解者甚多。

然痰不得风，亦不为痉。

大抵风火痰三者相因为患。

今时痉厥与瘛疭不分。

夫痉则角弓反张，戛齿吐沫；瘛疭则筋络抽掣，四指搐捻。

痉乃风火痰交煽，闭其机关，多实证；瘛疭则液涸血空，筋络失养，多虚证。

补泻不同，治法大异，不可不详辨之。

杂　病

某　风邪入络。

小续命汤

此症病后一日数次不能言语。只要自己捏肩背，即可渐渐而言也。

某 久虚不能统血，并不能转运其气，是以便血时作，而又腹微满也。

吐出之痰结硬，此为老痰，乃湿热所结，法当兼理。

四物汤去川芎，加党参、冬术、怀山药、陈皮、龟板、蛤壳、荸荠、海蜇。

渊按：不统血，不转运其气，腹微满，皆脾虚也。

某 久病之躯，去冬常患火升。

交春木旺，肝胆升，阳无制，倏忽寒热，头面红肿，延及四肢，热痒痛，殆即所谓游火、游风之类欤！

匝月以来，肿势大减。

四五日前偶然裸体伤风，遂增咳嗽，音哑痰多，口干舌白，续发寒热，胃气从此不醒，元气愈觉难支。

风火交煽，痰浊复甚；阴津消涸，阳不潜藏。

清火养阴，计非不善，抑恐滋则碍脾；化痰扶正，势所必需，又恐燥则伤液。

法取轻灵，立方但求无过。

北沙参　知母　鲜生地　蛤壳　蝉衣　海浮石　豆卷　青果　海蛰　地栗　百合

另珠粉，朝晨用燕窝汤下三分。

上方《金匮》百合知母地黄汤合《本事》神效雪羹，取其清火化痰，不伤脾胃；生津养液，不碍痰湿。

酌古参今，归于平正。

袁 疡脓之后，气血必虚。

奔走烈日之中，汗出招风，风与热毒舍于皮肤脉络之间。

至秋凉气外束，热郁于皮中，遂觉遍体瘙痒，几及两月。

近来面色带黑而浮，少腹略满。

据云奇痒之时，唇舌俱麻，是外风引动内风也。

经云：面肿曰风。

夫风行必燥，木胜克土，此症现为风癞，久防腹满，理势所必然也。

羚羊角　秦艽　地骨皮　陈皮　通草　北沙参　丹皮　苡仁　黄芪　防风

又洗方

紫背浮萍　杜牛膝　侧柏叶　巴豆壳

煎汤洗。

渊按：面黑腹满，乃脾肾两虚见症。

又 古有风癞一症，周身瘙痒。拟用《千金》法。

生石膏　防风　麻黄　茯苓　生甘草　白术　鲜生地　百部

沈 肾为欠，胃虚亦欠。

欠之一症，属肾胃二经。

大抵阳气欲升，阴气欲降，

肾虚则阳欲升而迟，胃虚则阴欲降而缓。

故《内经》曰：阴阳相引，故数欠。

此兼胸背多汗，足跟时胀。

气血两亏，法当兼顾。

西党参　归身　黄芪　冬术　茯神　大熟地　枸杞子　麦冬　川石斛　蛤壳

胡　脉软无力属气虚，便溏食少属脾虚，干咳无痰属肺虚，时觉口苦属心热移脾也。

宜十补一清。

四君子汤加川连、防风、怀山药、陈皮、泽泻、六神曲、砂仁。

潘　年近六旬，天癸久去而反频来，是谓脱营。

脱营者，元气极虚不能固摄，血从外脱也。

又名下竭，故腰痛如折。

下竭者必上厥，故面赤、火升、发热也。

血属阴，阴虚则阳亢，故脉弦硬无情。

其脉愈数，其阴愈虚。

夏令一交，阳亢无制，恐致水涸龙飞，难为力矣。

阿胶赤石脂拌炒　牡蛎　海参　线鱼胶米粉炒　元精石　沙苑子　贡菜洗淡　猪腰子酒洗　茯神　龟板胶余粮石拌炒　生洋参元米炒

朝服震灵丹二钱，暮服威喜丸二钱。

渊按：吴鞠通法也。妙以咸降有情之物，补下焦精血。

舒　乳房属胃，乳汁血之所化。

无孩子而乳房膨胀，亦下乳汁，非血之有余，乃不循其道为月水，反随肝气上入乳房，变为乳汁，非细故矣。

夫血犹水也，气犹风也，血随气行，如水得风而作波澜也。

然则顺其气而使下行，如风回波转，不必参堵截之法，涩其源而止其流。

噫！可与知者道，难为俗人言也。

元精石　赤石脂　紫石英　牡蛎　乌药　寒水石　郁李仁　大生地　白芍　茯神　归身　焦麦芽

某 茹素精枯液涸，更兼便血伤阴。

去冬骨骱疼酸，今又心悬如坠，时或口不能言，心中恐怖，必大声惊叫而后醒。

此风阳内扰，震动君主，火溢冲激也。

病出于肝，关于心，乘于脾，故又腹胀也。

拟养阴柔肝而息风阳，佐安神和中。

久病宜缓调，又宜常服膏滋方。

大生地八两　茯神三两　陈皮一两五钱　炙甘草一两　归身二两，炒　天冬二两，去心　柏子仁三两，炒，研　沙苑子三两　龙齿三两，煅　枣仁三两，炒，研　洋参三两　枸杞子三两　石决明六两，煅　焦六曲三两　红枣四两　桂圆肉四两　五味子一两五钱，炒，研　牡蛎三两，煅

上药煎浓汁，用川贝末二两，莲心粉二两，白蜜四两，收膏。朝暮开水冲服一羹杓。

渊按：精血两枯，肝燥火动，故见证如是。

某 《易》曰：男女媾精，万物化生。

《内经》曰：两精相搏为之神，两神相搏合而成形是为精。

是知男女媾精，必神气交而后生育也。

若精神不足之体，或临事而兴已阑，或对垒而戈忽倒。

虽有蓝田实难种玉。

滋阴补阳各造其偏，揠苗助长日就枯耗。

然则如何而后可？

曰天地无心而成化，得春气者多生，得冬气者多寂。

欲补其精，先养其神。

欲养其神，先补其气。

而必兼壮其胆，胆为甲木春生之气也。

神为阳光，气为阳气。

阴津者，犹甘露也。

阳和气至，甘露滋之，草木欣欣向荣，生意源源不息。

人身一小天地也，岂犹子嗣为然哉？

若徒切切于子嗣，百忧感其心，万事劳其形。

有动乎中，必摇其精，念谁为之戕贼，亦何恨乎药之不灵？

西党参　冬术　茯神　炙甘草　桔梗　酸枣仁　黄芪　远志　苦参　牡蛎　怀山药

猪胆汁为丸，每日开水送下三钱。

渊按，抵得一篇求子论。唯胆汁恐苦寒伤胃太甚。

妇　人

王　经来半月不止，有紫血块，少腹疼痛，气坠阴门，诊脉沉涩，下午恶寒。

阳陷入阴，营虚失守。

法以升阳，收摄其阴。

党参　熟地　黄芪　升麻　归身　阿胶蒲黄炒　冬术　白芍　柴胡　淡苓　血余炭

陆　营分有热，则经至而淋漓；卫分有寒，则脉小而迟缓。

脾为营之本，胃为卫之源。

经至而舌苔反布，胸无痞闷，是胃阳虚而无气以化浊也。

拟醒胃阳以摄脾阴为法。

归芍六君子加神曲。

又　经行过多，血气两衰，肝肾失固，丽翁所论包括尽矣。

然治病之道，有相机从事之权。

夫舌白多痰，胃有浊也；咽干色红，阴虚而火浮也；脉细迟缓，中气不足也。

考古人肾虚有痰浊者，金水六君煎；气虚而上有浮火者，生脉四君子。

合而参之，似觉不可擅易，还祈哂政。

大熟地　半夏　五味子　归身炭　陈皮　于术　茯苓　麦冬　人参　谷芽　建莲肉

又　肝肾与脾胃同治，经漏仍然不止。

左脉稍觉有力，原得归、地之功；右脉更觉细微，脾气虚衰不振。

许学士谓补肾不如补脾，盖谓脾胃虚者言之。

今心跳食少，心脾不足可知。

经血如漏卮不息，冲任不得不固；腹中微痛，气虚且滞，不得不补，不得不通。

仿黑归脾法。

熟地炭　黄芪炒焦　茯神　枣仁　白芍　广木香　归身炭　冬术　人参　陈皮　炙草

渊按：既云固冲任，而无固冲任之药，仍用归脾，恐漏仍不止。

古人治崩漏急证，自有专方，如血余、棕炭、百草霜、倒挂尘等，殊有效验。

且脉小迟缓，其漏未必属热，或脾肾阳虚，不能固摄其血，尤非固而兼温不效，未可见血即以为热也。

张　营血不足，经事愆期。肝气有余，瘀凝停滞。心荡头眩，腹鸣胀满，是其征也。胀满能食，病在肝而不在脾。拟舒肝化瘀，和营养阴方法。

金铃子　吴茱萸　当归　延胡索　陈皮　沙苑子　茯苓　香附　大

麦芽　青皮

曹　经事来多去少，似崩非崩，是血虚有热也。所谓天暑地热，则经水沸溢。用白薇汤加阿胶主之。

女贞子　白薇　阿胶米粉炒　淡芩炭醋炒　黄柏　沙苑子盐水炒　白芍　莲心　归身炭　旱莲草

奚　肝为藏血之脏，脾为生血之源。

肝气郁则营血失藏，脾气弱则生源不足。

腹中结瘕，肝气所结也。

经事先期，肝血失藏也。

饮食少纳，脾气弱也。

便后带血，脾失统也。

气弱血虚，宜乎不孕矣。

调补肝脾，则冲任充足，自然有孕。

西党参　大熟地　冬术人乳拌　白芍　香附醋炒　杜仲盐水炒　茯神辰砂拌　菟丝子　归身　木香　川断　艾叶炭　阿胶米粉炒　乌鲗骨

丁　经事参前而色淡，淡则为虚，参前属热，是血虚而有热也。

四物汤加香附、阿胶、党参、冬术、丹皮、炮姜炭、玫瑰花。

渊按：佐炮姜以行四物之滞，非温经也，可谓得旨。

朱　痛而经来，肝气横也。经事参前，血分热也。色黑有瘀，和而化之可也。

金铃子　延胡索　香附　当归　丹皮　山楂肉　泽兰叶　白芍　木香　茯苓　砂仁

陆　营虚发热，瘀阻经停。心中若嘈，饮食厌纳，时吐酸水，是脾胃不足而夹痰饮者也。

夫心生血，脾统血，肝藏血，胃为气血之总司。

调治之方，以和脾胃为第一。

脾胃健则营血自生，停饮自运，瘀凝自化。

半夏　陈皮　川连　吴萸炒　茯神辰砂拌　桃仁　旋覆花　新绛　丹参　野蔷薇花　白扁豆

孙　经期一载不来，大便时常秘结，每月胸中不舒数日，此肝血虚而胃气不和也。

理气之方，不在平肝而在养血；和胃之法，不在破气而在补气。

气血充而肝胃自和矣。

西党参　熟地砂仁拌　枣仁　陈皮　归身　制半夏　丹参　于术人乳拌炒　茯苓　白芍　沙苑子　橘饼　谷芽

又　肝肾素亏，气郁，胃气不舒，脾阴不足。

饮食知味而不能多进，经事不来，二便时常不利，肩膝酸疼。

舌苔或黄或白，此有湿热夹杂其中。

补养气血之方虽稳当，然无理气化浊之品，未能奏效。

今拟一方，以观验否。

制首乌　怀山药　枣仁　牛膝　焦山栀　柏子仁　茅术炭　陈皮　半夏　建莲肉

常服苡仁、红枣煮食。

某　经停，少腹痛，小溲淋塞有血缕。此肝火与瘀凝交阻，当通而导之。

龙胆草　小蓟炭　车前子　丹皮　桃仁　大黄酒炒　冬葵子　海金沙　延胡　焦山栀

徐　咽干干咳，全由津液之亏；内热经停，已见虚劳之候。
设欲生津降火以养其阴，而饮食减少者适以伤脾。
计唯调其中气，俾饮食增而津液旺，以复其真阴之不足。
盖津液生成于水谷，水谷转输于脾胃，舍此别无良法也。

白扁豆　茯苓　白芍　玉竹　炙甘草　怀山药　苡仁　金石斛　玫瑰花　枇杷叶

陆　惊恐饥饱劳碌，内伤气血。
血凝气滞，经停不来，已及八月。
内热食少，虑成干血劳损。

肉桂一钱二分　桃仁二钱三分　川断一钱　麝香五厘　当归二钱五分　大黄醋炒，一钱三分　砂仁四分　牛膝酒炒，三钱　乳香去油，五分　没药一钱　五灵脂醋炒，钱半

共研细末，分五服。每日一服，陈酒送下。

渊按：此调经散加减法，颇得古人遗意，元气可支者用之。

徐　经行后奔走急路，冷粥疗饥，少腹疼痛连腰胁，兼及前阴。
此肝肾受伤，又被寒侵而热郁也。
经云：远行则阳气内伐，热舍于肾。
冷粥入胃，则热郁不得伸，故痛也。
遵寒热错杂例，兼腹痛治法。

川连酒炒　炮姜炭　桂枝　白芍吴萸三分煎汁，炒　木通　全当归　香附　山楂炭　焦山栀　旋覆花　新绛屑

王　经后少腹痛连腰股，肛门气坠，大便不通，小便赤涩热痛。
拟宣肝经之郁热，通络脉之凝涩。

柴胡　川楝子　焦山栀　郁李仁　延胡索　新绛　旋覆花　归尾

龙胆草　青葱管

渊按：此经未尽而行房过度所致，乃经血乘虚入络，冲任入脉受伤也。

张　形壮，面色紫黑，经事或数月或数十日而后来，来亦色淡不多。

今经行后少腹攻痛，痛在左则左股酸而无力，痛在右亦如之。

兼有淋带如膏。

此瘀凝化浊，冲任失调也。

通络泄浊治之。

五灵脂　香附　丹参　金铃子　延胡索　当归尾　冬葵子　吴茱萸　旋覆花　新绛　青葱管

何　漏下淋沥不断，少腹板痛，微寒微热，口渴不欲饮。

此有瘀血着于脐下。

拟化瘀生新法。

小生地　当归　丹参　桃仁泥　泽泻　延胡　旋覆花　柴胡　大黄炭酒炒　地鳖虫酒浸

又　漏下淋漓，少腹板痛。

化瘀和营，未能奏效。

食少无力，微寒微热。

治在肝脾，

缓之调之。

柴胡　当归　丹参　茯苓　泽泻　赤芍　白术　香附　地鳖虫　山楂炭

某　寒热无序，脉促数，下有淋带，上则心跳。

又少腹痛，大便坚，面色萎黄，血瘀之候也。

虑延劳损。

大生地　桃仁　茯苓　冬葵子　当归　柏子仁　丹参　白芍　穞豆衣　玫瑰花

王　向有淋带，月前血崩，崩止淋滞不断，少腹板痛，脉象细数，身发寒热。

脾胃大虚。此血瘀未尽，复兼肝气夹寒也。

法当通补。

鲜生地渣姜汁炒焦　当归炭　荆芥炭　杜仲　陈皮　生姜渣鲜地汁炒焦　香附炭醋炒　香谷芽

渊按：鲜地、生姜互炒，名交加散，能通瘀调气，和寒热，而不伤血耗气，女科之妙方也。

陈　经行作呕，血虚肝旺也。

呕止而腹中结块，经事四五月不来，当脐跳动，疑为有孕。

恐其不然，想由瘀凝气聚与痰涎互结成块耳。

《内经》肠覃、石瘕二证，状如怀子，病根皆在乎血。

虽不敢大攻，当气血兼理，仿妇科正元散法。

党参　白术　川芎　茯苓　陈皮　半夏　当归　砂仁　木香　枳壳　香附

有孕无孕，最难辨别。

此症断乎非孕。

服此二十余帖，至八九月而经始行。

李　妇人之病，首重调经。

经事初起不来，状如怀子。

以后来而略少，但腹渐大，三载有余。

尚疑有孕，岂非痴人说梦耶？

《内经》谓肠覃、石瘕皆腹大如怀子，石瘕则月事不来，肠覃则月事仍来，而提其要曰：皆生于女子，可导而下。

夫岂徒有虚文而无斯症哉！

余曾见过下红白垢污如猪油粉皮样者无数，调理得宜，亦有愈者。

藉曰不然，则天下尽有高才博学之医，就有道而正焉，无烦余之多赘也。

大黄䗪虫丸，每朝三十粒，炒大麦芽泡汤送下。

苏 石瘕生于胞中，寒气客于子门，子门闭塞，气不得通，恶血当泻不泻，衃以留止，日以益大，状如怀子。

此段经文明指石瘕一症，由于寒气瘀凝夹阻而成。

今腹痛泄泻食少，脾胃虚寒，肝木横逆，病延半载，元气已衰。

理脾胃，兼温中下，尚恐莫及。

备候主裁。

肉桂　冬术土炒　陈皮　木香　金铃子　诃子　茯苓　干姜　泽泻　延胡索　生熟谷芽

吴 《内经》有石瘕、石水之证，多属阳气不布，水道阻塞。

少腹有块坚硬者为石瘕，水气上攻而腹满者为石水。

此症初起小便不利，今反小便不禁，而腹渐胀满，是石水之象。

考古石水治法，不越通阳利水，浅则治膀胱，深则治肾，久则治脾。

兹以一方备采。

四苓散去猪苓，加大腹皮、陈皮、川朴、桑白皮、乌药、桂枝、鸡内金。朝服肾气丸三钱。

仁渊曰：妇科首重调经。

夫经乃心血与肾液相合而成，为天一之真水，故名天癸。

按月而下，犹月魄之有盈虚，故名月信。

不差时日，犹海水之有潮汐，故名月潮。

夫月也，潮也，癸也，皆阴类也。

然月魄不得日光丽照则不明，潮汐不得阳气鼓荡则不盛，其质虽阴，其用则阳。

妇人经水之盛衰，亦犹是耳。

叶天士云：妇女以心脾为立命之本。心生血，脾统血，心气旺则阴血自足，脾气盛则统驭有权，无愆期崩塞之病。

今世医调经，动曰冲任八脉，皆言末而忘其本耳。

夫冲为血海，任主胞胎，在女科原不可不讲，而经水之所以盛衰通塞，其根源不在乎是。《内经》言奇经之于十二经，犹江河之于沟渠也。

江河充足，沟渠自盈溢。可知江河不充足，则沟渠涸竭窒塞矣。

又可知江河充足，沟渠偶有不通不足，欲通之足之亦甚易矣。

能知此理，断不以通瘀养血套剂了事。

即带下一证，虽有阴虚、湿热之辨，亦莫非心脾之气不通不化而来。

即癥瘕、癖疝、鬼胎、肠覃等疾，虽由痰凝血滞，风寒闭塞，肝胆生阳不能布化，其因甚多，其根亦莫非心脾郁结所致。

盖男子用阳而体阴，女子用阴而体阳；男子以肾为先天，女子以心为先天。

心阳足则脾阳亦旺，阳生阴长，血气充沛，乃宜男之兆。

若心阳不振，则脾阳亦弱，肝木生生之气少布，饮食少化，聚湿生饮，肝气郁陷而逆升，为气撑饱胀，为脘痛作呕，或错经妄行而鼻衄，或脾气下陷而崩漏，或风寒瘀污客于子门冲任，为鬼胎、石瘕，种种病情，相引而至。

盖有形之病皆属阴邪，大抵阳气不化而生，断非通瘀行血所能了事也。

产　后

丁　因疟小产，瘀凝未尽，冲任受伤，少腹结瘕，上攻疼痛，大便常溏，内热不已，迄今半载。

不渴不嗽，病在下焦。通补冲任，和营化瘀，不越产后治例，与阴亏劳损有歧。

当归　小茴香炒　川楝子　延胡　香附　肉桂心研，冲　白芍吴萸炒　紫石英　砂仁　茺蔚子　玫瑰花

渊按：从疟而起，脾气先伤。大便常溏，即其征据。徒治下焦血分无益。

又　产后蓐劳，已经八月。内热瘕痛，病在冲任。

当归酒炒　白芍桂枝三分，炒　桃仁泥　丹参　党参　炒丹皮　穞豆衣　广皮　玫瑰花

张　寒气客于下焦，瘀凝停于小腹中央，乃膀胱之部也。

寒气瘀凝，阻塞胞门，膀胱阳气失化，以致癃闭。

产后八日而小溲不通，脉细肢寒，腹中觉冷，恐其气逆上攻发厥。

法以温通下焦，化瘀利水。

全当归八钱　川芎四钱　山楂炭五钱　炮姜五分　桃仁三钱　车前子五钱

益母草汤、陈酒各一碗煎药。

另研桂心五分，血珀五分，甘遂三分，为末，药汁调下。

渊按：从生化汤加通瘀祛寒药，可法。

又　小溲癃闭已通，恶露瘀凝未下，少腹板痛。再以温通。

肉桂　延胡索　红花　桃仁　丹参　归尾　山楂炭　牛膝　炮姜炭

冬葵子　两头尖　车前子

张　产后营虚发热，已经数月。多汗心跳，营阴大亏也。

大熟地　党参　黄芪　茯神　归身　酸枣仁　冬术　陈皮　玉竹　白芍　砂仁

某　产后营虚，内热日久，近感风邪，发热更甚，胸闷心跳。气滞血亏，显然可见。

香豆豉炒　黄芪　防风　全当归　白芍　白术　枣仁　茯神　玉竹　桑叶

渊按：虚多邪少，从补营方中加轻散药一二味，即可祛邪。重加发散，邪转不服，反多变证。

赵　病后小产，产后感邪咳嗽，寒热似疟。

服解散疏和药五六剂，邪退未尽，夜犹微热。

然头晕心跳，寐则惊惕，虚象见矣。

拟养营化邪法。

四物汤合二贤，加苏子、苏梗、苏叶、川贝、杏仁、枳壳、茯苓、款冬花。

用三苏、二贤、四物，意在泄血分之风，和血中之气。加化痰止咳药，佐使之耳。

又　补肺阿胶合金水六君，去半夏，加川贝、款冬花。

某　左脉细数，营阴亏也；右脉细软，脾气虚也。

产后不能安息，反加劳碌，气血伤而不复，致身常内热，心荡若嘈，久延虑成劳损。

人参养营汤加减。

党参　大熟地　冬术　白术　丹参　香附　远志甘草汤制　砂仁　归身酒炒　陈皮　茯神　枣仁

孙　前年小产，恶露数日即止，因而腹中作痛结块，心神妄乱，言语如癫，此血风病也。

胞络下连血海，上系心包，血凝动火，火炽生风，故见诸症。

诊脉弦搏，肝阳有上亢之象，防加吐血。

为治之法，当以化瘀为先，清火化痰为佐。

川贝　赤苓　丹参　蒲黄炭　五灵脂　川连　香附　延胡　焦山栀　茺蔚子

另：回生丹一粒，开水化服。

渊按：血风病有数种，此因产后瘀凝而得，病在冲任血海，上及心包，不脱产后着笔。

毛　产后腹痛，一载有余。

营虚木郁，脾胃受戕，时作恶心，时吐酸水。

用《千金》当归建中汤法。

当归　炮姜炭　炙甘草　肉桂　川椒　白芍吴萸炒　橘饼　南枣

又　前投建中法，腹痛已止。

复因经行之后，劳碌受寒，腹中又痛。

加以晡热，饮食减少，舌苔干白。

此属血虚肝郁，脾虚木横。

用归脾法加减。

黄芪　党参　冬术　茯苓　砂仁　炮姜　木香　陈皮　归身　白芍吴萸炒　橘饼

胡　小产半月，感邪发热，又遭惊恐，冲任受伤，少腹胀痛，白带淋浊，眼花口苦，腰膝拘挛。

证逾半月，饮食不纳，虑其昏厥。

姑仿南阳以浊攻浊法，兼达邪化瘀，备商。

淡豆豉　白前　泽兰叶　延胡索　焦山栀　当归　丹参　焦楂肉　竹茹　交加散　两头尖

另：旧裤裆一方，烧灰存性，药汁调下。

渊按：此名烧裤散，仲圣治阴阳易病。

章　先痉厥半日而后产，产后厥仍不醒，痉仍不止，恶露稀少，汤水不能纳，纳则仍复吐出，面赤身温，脉洪而荒。

肝风炽张，营虚气耗，虚阳外越，冷汗遂出，恐其厥而不返，奈何奈何！

姑拟一方，希冀万一。

肉桂五分　当归三钱

煎汤冲童便一杯，化下回生丹一丸。

渊按：脉荒者，乱也。究属杜撰。虚风夹痰上逆，化痰降火，冲入童便最妙。

又　前方勉灌三分之一，恶露稍多，面赤稍退，脉大稍软，而厥仍不醒，舌色灰黄，时沃涎沫，两日饮食不进。

营虚气滞，胃虚浊泛。

必得温通化浊，以冀阳回厥醒为妙。

肉桂　炮姜　半夏　全当归　丹参　山楂肉　陈皮　茯苓　紫石英　童便冲入

又　厥醒进粥半盏，诸无所苦，唯周身疼痛，不能转侧。

舌苔白，口不渴。

拟温养气血，兼和胃气。

肉桂　炮姜　黄芪　半夏　当归　丹参　茯苓　陈皮　桑枝

丁　产后瘀凝未尽，新血不生，身热日久，少腹疼痛，小溲淋浊，带下血筋。

此肝经郁热，兼夹瘀凝为患，殊非小恙。

姑拟泄肝、化瘀、和营为法。

鲜地渣姜汁拌，炒焦　金铃子　延胡索　丹参　焦山栀　生姜渣鲜地汁拌，炒焦　龙胆草　当归　赤苓　甘草梢　青葱管　新绛屑

范　产未满月操作，猝遇大雨淋身，水寒之气自毛窍而入于骨节，内舍于肾，外达太阳、阳明。

是以始病腰疼，继而上攻头痛，遍体机关不利也。

脉沉而寒热，寐少而恐惧，纳少而恶心，邪气留连于胃肾。

据云头痛甚则汗出，太阳之表虚矣。

用许学士法。

香豆豉　牛蒡子　豆卷　杜仲　磁石　藁本　白芷　川芎　金狗脊　赤苓　半夏　甘菊花

渊按：太阳表虚，风药未免太过，况得之产后乎！

又　前投益肾通经，和胃泄湿，头项腰脊之痛原有松机。

今产后两月有余，经水适来，而心跳恐惧，是营气虚而不摄也。

拟和营止痛，仍佐理胃泄湿。

党参　桂枝　秦艽　枣仁　杜仲　豆卷　半夏　赤苓　苡仁　金狗脊　归身　陈皮　桑枝酒炒

又　产后营虚，雨湿寒气袭入，经络机关不利。

前投宣通养血两法，俱无少效。

虽头痛略松，而右半之腿臂转增痛热。

犹幸脾胃稍旺。

今恶风、发热、口干，是寒湿渐化为热矣。

拟疏泄湿热以通经络，再议。

羚羊角　丹参　防风　秦艽　苡仁　陈皮　羌活　丝瓜络　防己　当归　白芷　木通　桑枝　忍冬藤

王　产未百日，骨蒸发热，淹延匝月，热势渐加，迄今五十日矣。

诊左寸关轻取虚小，中按之数，重按数而且坚，知其热在阴中，心肝之火独亢。

右寸关虚软而数，则知脾肺气虚。

两尺皆虚，肾阴亏也。

阴虚阳盛，热气熏于胸中，蒸动水谷之湿上泛，故舌苔反见浊厚耳。

耳鸣而聋者，肾虚肝阳上逆也。

据述服参、芪则热势愈甚，投胶、地则胃气益惫。

节近清明，地中阳气大泄，阴虚阳亢莫制，恐其交夏加剧。

刻下用药，以脾胃为要。土旺四季各十八日，清明节后土气司权，趁此培土，冀其脾胃渐醒，饮食渐加。

佐以清金平木，必须热退为妙。

北沙参　地骨皮　丹皮　归身　怀山药　白扁豆　茯苓　白芍　生熟谷芽　白蔷薇露

仁渊曰：产后病最难治，最多变证，难以殚述。

朱丹溪云：产后以大补为主，虽有别证，从末治之。

此言虽是，亦未可泥。

有少壮之妇素体不虚，或兼外感六淫，内阻瘀滞，当见证治证。

若执产后须补之论，不但本病不退，势必转增他变。

盖新产百脉虽虚，感邪则实，急去其邪，即所以养其正也。

倘遇可攻可下之证，即白虎、承气不为过。

胎前亦然。

唯下笔切宜仔细，未可率意轻忽。

心中须念此产后虚体，若一击而中，便与轻松调理。

果是纯虚，自当大补，补之有方，不可集几味养血套剂便为了事。

再者，胎前温药宜慎，产后凉药宜慎。

谚云：胎前一把火，产后一块冰。

虽未尽然，却也不差。

盖胎前多实，实者多热；产后多虚，虚者多寒，理固然也。

幼　科

李　胎惊之病，得之于母腹胎孕之后，其母有所大惊，气应于胎，惊气入肝，故数月婴孩即有胎惊之患，往往不能愈。

姑拟一方备采。

羚羊角　天竺黄　陈胆星　石菖蒲　大黄

共研末。竹油或钩钩汤调服五分。

许　音哑喘咳，痰声咯，风痰袭肺，肺胀夹惊险候。

麻黄　杏仁　射干　桔梗　桑白皮　菖蒲　枳壳　前胡　白前　紫菀　白萝卜汁冲服

朱　痧后夹积，移热于大肠。

腹中热痛，每交寅卯二时则痛甚。

拟开肺金之郁，仿丹溪论参越桃意。

高良姜　桔梗　川连　通草　滑石　焦山栀　山楂炭　焦六曲　砂仁

又 痧后腹痛，甚于黎明。阳气为阴寒凝遏，欲升而不得升，故痛甚于黎明也。

前用温寒并进见效，今仍前法加减。

桂枝　炮姜　吴茱萸　木香　延胡索　香附　山楂炭　花槟榔　赤苓　焦山栀　白蔻仁

方 痧后肺火不清，移热于大肠之络，腹痛便溏，手腕内外肿痛。防发痧毒，治以清解。

升麻　葛根　赤芍　焦山栀　甘草　高良姜　丹皮　桔梗　忍冬藤

渊按：此方非夷所思。庸者必与清肺健脾、化积解毒套剂矣。

又 前方已效，轻减其制。

防风　焦楂肉　银花　砂仁　桔梗　甘草　陈皮　赤芍

仁渊曰：幼儿不能明告病情，脉亦难凭，虽以一指按寸口，唯得浮沉迟数大略而已，故称哑科。

四诊只得其二，唯察声望色，询之乳母，得其梗概，最为难看。

而难中亦有易焉。

易者何？

乃三因之中绝少内因，大都外感六淫，内伤乳食而已。

即有内伤，亦因病致虚，非七情六欲因虚致病者可比。

苟仔细详审，不难得其要领。

近世风气之最坏者，莫若挑惊。

不问外感内伤，概以惊风呼之，非推即挑，继以牛黄、脑、麝香开之药。

明理之家亦蹈此习，不知冤杀多少婴儿矣。

夫惊病偶亦有之，儿体脆弱，魂魄未坚，猝见异言异服及奇怪之物，惊恐惶骇，此必有因。

须将惊风二字拆开，惊自惊，风自风，断不可混治。

夫惊乃惊骇受病，风为温热所化，或感触风邪，治判天渊。

喻氏云：幼科与大方一理，苟请伤寒名家视之，断无错误。

此乃见道之言。

夫六淫之邪，皆能化火。

幼儿病热者多，病寒者少。

由阴气未充，生阳正旺，化火尤易耳。

为父母者，每未寒先衣，未饥先食，食不化即变为痰，痰与风热相并，最易痉厥。

俗医即呼为惊风，病家亦认为惊风，非一日矣。

吾愿同志大发慈悲，相与挽此颓风，功德无量。

外疡

吴 足大指属厥阴肝经，太阴脾经由此起。

今足大指干烂，乃肝经血枯，脾经湿热也。

延及数月，防成脱疽。

兼上唇麻木，亦脾虚风动。

殊非易治。

萆薢　当归　牛膝　枸杞子　苡仁　丹参　川断　茯苓　桑枝

孙 痧回热减，温邪初退之余，咽喉反腐，虚火又从而起。

良由久患喉痹，阴虚火亢，热淫摇动，亢焰复张。

用方最宜加谨，过清恐伤脾胃，早滋恐恋余邪。

姑拟甘凉，平调肺胃，冀其上焦清肃。

鲜石斛　大贝母　元参　生甘草　丹皮　沙参　羚羊角　扁豆　穞

豆衣　雪梨

刘　偏脑疽自右延及于左，三候有余。

偏右穿溃脓少，偏左木肿未腐，头顶平塌，根脚散蔓。

此气虚不能引血化腐成脓，托毒外出，高年殊虑内陷。

至舌苔白腻，大便闭结，在疡科指为火毒内闭，湿热上蕴，而用内疏黄连等法。

阅倪先生方案，谓内夹杂气，邪伏膜原，引用达原、三消数剂，异想超出寻常。

今大便已通，舌苔稍化，然右脉软弱，胃气残惫，疡不甚肿，色不甚红，深恐阳变为阴。

大凡外疡起发脓腐，须赖元气承载。

所谓元气者，卫外捍御之气，胃中冲和之气，三焦升降之气也。

亏则脓腐不克依期，从此生变。

故黄芪为外疡托毒之圣药，即兼别症，再参他方。

古法有攻补兼施，补泻同用者。

拙见欲托毒，必扶正。

生黄芪　当归　赤苓　陈皮　藿梗　法半夏　香附　谷芽

又　脑疽将四候，起发脓俱迟。

欲问真消息，阴阳各半推。

阳多方是吉，阴长便生危。

顶不高兮根不束，皮不腐兮脓不足。

凡此皆因气血衰，顺逆安危有结局。

乃若疮流鲜血，即为变陷之端；况夫年逾六旬，尤宜加谨为要。

兹当补托，佐以疏通。

补其正而托其毒，疏其气而通其壅。

俾胀满宽而加谷，期阳毒化而收功。

黄芪　当归　制僵蚕　皂角刺　陈皮　川朴　赤苓　法半夏　香附

某　暑邪热毒，走入营中，遍身紫黑烂斑，鼻血龈腐。

此发斑牙疳之险症也。

倘至壮热神昏，不可挽矣。

犀角地黄汤加羚羊角、连翘、鲜石斛、黑山栀、银花、淡黄芩、芦根。

某　疟久阴伤，项发痰核，头倾不举，腹中有块。

年逾二八，天癸未通，虑延劳损。

大生地　制首乌　茯苓　丹皮　怀山药　软柴胡　白芍　当归　陈皮　十大功劳

某　肝经郁火，乘犯阳明，牙龈痒痛出血而发牙疳。

舌红碎裂，头眩心烦，营阴内亏。

而纳谷气撑，又属脾气虚也。

犹喜大便燥结，可用清滋，先平其炎上之火。

羚羊角　鲜生地　鲜石斛　元参　麦冬　茯苓　石决明　女贞子　枣仁

某　阴亏火亢，绕颈生痰，寒热似疟，而实非疟也。

少阴水亏不能涵木，少阳火亢更来灼金，金木交战，乃生寒热。

饮食少，脾胃弱，虑延劳损。

六味地黄汤加牡蛎、党参、麦冬、柴胡、白芍、五味子。

某　结喉痈生于咽喉之上，视之不见，胀塞不通，汤水难进，极为险重。

急以化痰宣窍、开通肺气方法。

射干　牛蒡子　僵蚕　薄荷　荆芥　桔梗　山豆根　贯仲　生甘草　茅柴根

渊按：吹喉之药必不可缺。

某　对口生疽，足根发疔，此二处皆属太阳膀胱之络。湿热内聚，风热外侵，勿得轻视。

羌活　防风　连翘　归尾　萆薢　乳香　没药　土贝母　银花　甘草梢　桑枝

某　牙龈渗脓，二载不愈。此属牙漏，肾虚胃有湿热所致。

六味丸三钱　资生丸二钱

相和。每朝服四钱，淡盐汤送下。

某　马脾风极重险症，危生倏忽。姑与牛黄夺命散。

大黄生切，四钱　槟榔一钱五分　黑牵牛三钱

共研末。分二服，白萝卜汁温调服。

某　肺痈咳吐脓痰，肺叶已伤，势属重候。

羚羊角　冬瓜子　桔梗　葶苈子　苡仁　生甘草　桃仁泥　野茭根　川石斛　芦根

又　痰臭虽减，咳嗽未除。

羚羊角　川贝母　杏仁　苡仁　桃仁　桔梗　苏子　甘草　冬瓜子　芦根　野茭根

张　怒则肝气逆而血菀于上，章门结块硬痛，寒热脉数，小便短少。

症属肝痈，防其内溃，咳吐脓血而剧。

紫菀　郁金　新绛　柴胡　天花粉　桃仁　旋覆花　当归　穿山甲　忍冬藤　降香　青葱管

缪　病起微寒微热，右肋章门穴酸疼。

两月后痛处略肿，食少便溏，面浮足肿，腰脊酸痛。

脉附骨极细而锐。

此脾家有湿热瘀伤，症属脾痈。

日久正虚胃弱，恐其不克支持。

党参　炙甘草　陈皮　白术　川朴　木香　吴茱萸　干姜　当归　川芎　白芍　六神曲　茯苓　肉果　砂仁

敷方

官桂　吴茱萸　干姜　川乌　生半夏　独活　乳香　没药　南星　白芥子　当归各一钱，研末

用陈酒干面调和，炖温，敷痛处。

某　盘肠痈腹痛已久，二三日来骤然胀满，连及腰胁，小便茎中亦痛，势已有脓。

拟用牡丹汤排脓逐毒，从大肠导下之。

所虑饮食极少，胃气不克支持耳。

丹皮　桃仁　皂角刺　冬瓜子　红花　大黄制　延胡索　广橘皮　山楂肉　赤苓　归尾

又　盘肠痈已成脓，不得不从大肠导下之法。

生黄芪　皂角刺　归尾　桃仁　红花　土贝母　金银花　甘草　丹皮　山甲片　冬瓜子　广皮

又　肠内痈脓将足，脉细食少。治以托里，冀其外溃为妙。

黄芪　银花　穿山甲　肉桂　当归　赤苓　泽泻　皂角刺　苡仁

广皮　血珀屑

许　寒气入于厥阴，湿热随经下注。

睾丸肿胀，少腹结硬肿痛。

防成缩脚小肠痈重症。

川楝子　吴茱萸　枳壳　归尾　焦楂肉　橘核　小茴香　萆薢　焦黑栀　葱白头

某　环跳臀股之间，从前曾患外疡。

今戽水伤筋，受水寒之气，袭筋骨之中，臀股胯凹腓酸痛，大便燥结，小便不利，气坠尻酸。

病在太阳、少阴二经，防发附骨阴疽。

六味地黄汤去山药，加细辛、麻仁、独活、川熟附。

另：东垣资肾丸二钱，开水送下。

渊按：辛、独二味，发少阴之寒从太阳而散，佐附子以温之，六味以补之泄之。

任　湿热伏邪内蕴，引动宿毒，遍发广痘，亦曰广风。

恐其肢节酸强，殊难速效。

防风　当归　赤芍　皂荚子　银花　天花粉　连翘　甘草　陈皮　土茯苓

许　肾岩翻花，在法不治。怡情安养，带疾延年。

鲜首乌　马料豆　银花　生甘草

朝服六味丸三钱，淡盐花汤送。

刘　肾俞漫肿色白，脉虚微热，此肾俞发也。

属三阴亏损，湿热入络，气血凝滞而生，最为淹缠。

姑与消散法。

当归　防风　杜仲　秦艽　金狗脊　丹参　广皮　萆薢　独活　胡桃肉　桑枝

胡　胃脘生痈，脉虚形瘦。

初起寒热，延今四十余日，晨必泄泻无度。

是中气大虚，不胜攻消之任也。

今与内托法。

倘仍作泻，则难矣。

党参　木香　法半夏　茯苓　枳壳　砂仁　当归　冬术　干姜　陈皮

某　面颧毒，乃阳明郁火所结，今已穿溃，孔如豆大。

虽比颧骨疽较轻，然收功亦迟。

须忌一切发风动火之物。

羚羊角　白芷　茯苓　土贝母　广皮　党参　连翘　丹皮　银花　甘草

刘　平日豪饮，胃湿必甚。

去冬龈肿咳嗽，仍不节饮，以致音哑龈腐，蔓延及唇，此沿牙毒也。

虽非牙岩之比，然亦不易收功。

甘露饮去甘草、天冬，加赤苓、黄芩、鸡距子、葛根、蝉衣、茅柴根。

渊按：阳明湿火所致。

陆　本原不足，兼夹风温。

发热，颈间结核成痰。

二十余日，不红不肿，不消散，亦不作脓，属半虚半实。

慎柔方有良法，用四君子加牛蒡子。

世所未知，余曾验过。

四君子加牛蒡子、象贝母、桑叶。

渊按：四君补虚，佐蒡、贝以消风痰，桑叶清肺通络。

从补虚中想出祛邪之法，心思灵敏。

又　昨用慎柔方，是托散法。

服下若汗出热退，则数剂可消；若汗不出，仍发热，则数剂成脓，且易溃敛。

前方加钩钩。

又　三岁孩童，但哺乳汁，不进谷食，脾胃虚弱可知。

颈结痰核而有寒热，必夹风温，属半虚半实。

今将一月，热退复热，其块不消，不作脓，大便溏，脾胃不足，气血两虚。

党参　冬术　陈皮　荆芥　黄芪　归身　防风　葛根　砂仁　桑叶

周立斋云：外疡经久不消散，亦不作脓，气虚也。

徒用攻消，恐无所益。

黄芪　党参　防风　归身　泽兰叶　穿山甲　僵蚕　丹参　广皮　桑枝

朱　结毒穿破不敛，在于当额眉棱，俱属阳明部位。

已及半载，当养气血以化毒。

大熟地　党参　川芎　皂荚子　茯苓　土贝母　黄芪　当归　生甘草　银花　土茯苓

陈 本体阴亏，四月间湿热成疡，溃脓而愈。

愈后正虚，肝风升动，眩晕跌仆，以致腿股环跳受伤，漫肿色白，而生附骨痰疽。

今二便阻塞，少腹胀满，将有肠痈之变。

忍冬藤　丹皮　桃仁　延胡索　鲜首乌　车前子　归身　牛膝　血珀五分，研末，药汁调下

某 湿热积聚，阻于少阳。

病起发热，便少腹偏右板痛，足屈不伸，小肠痈也。

身热不止，防其成脓。

甘草　桔梗　枳壳　苏梗　赤苓　土贝母　砂仁　延胡索　焦楂肉　川楝子　泽兰叶

许 肝胆郁火，凝结成痰。

腮颊硬肿，牙关不开，此骨槽痰也。

脉象郁涩，气失利畅，药力不易见效。

柴胡　黑山栀　香附　秦艽　制僵蚕　石决明　土贝母　丹皮　桑叶　郁金　骨碎补　刺蒺藜　钩钩

某 鼓槌多骨流痰，脓孔甚多，手掌及腕皆肿硬，而色紫不痛。

已出过多骨，出骨之处已敛，而余外仍肿。

此风毒湿热锢结手经。延来五月，收功不易。

当归　防风　苡仁　丹皮　连翘　广皮　生甘草　红花　桑枝

另蜣螂虫炙五钱，研末，掺。

汪 《内经》云：一阴一阳结，谓之喉痹。

指少阴君火合少阳相火，上逆而为病也。

病由内生，非关外感风温，故治之不易速效。

养阴降火化痰，每相须为法。

唯嫌脉息太细，系素禀六阴，真阳不足。

然清药亦宜酌用，恐阴未足而阳先伤耳。

慎之。

沙参　石决明　白扁豆　元参　怀山药　蛤壳　川石斛　生甘草　茯苓　川贝　桔梗

另：元明粉一钱，朱砂五厘，冰片二分，研细末，吹。

某　肾主骨，膝者，骨之溪谷也。

肾虚则骨髓空，而寒湿乘之，两足跟痛及于膝。

久而不已，防成鹤膝风痹。

大熟地　萆薢　苡仁　牛膝　桂枝　枸杞子　川断　防风　独活

另：虎潜丸，每朝三钱。

某　心火与湿热交结而成痰核。

上则舌下，中则脘间，下则阴头，皆结小核如棉子。

此皆火郁之所致。

川连二钱，酒炒　陈皮一两，盐水炒　甘遂三钱，面包煨，去心　半夏一两五钱　茯苓二两　泽泻一两　蛤壳二两，研粉　红芽大戟三钱，洗淡，炒

上药共研细末，水泛为丸。每朝一钱，开水送下。

渊按：直捣其巢，非胆识兼优不能。然虚者未可漫试。

某　风毒内攻入脑，走入耳窍，疼痛出脓，脓出不爽，盘及耳后颈间，硬肿不消，此盘耳痈也。

已延两月，症无头面，牙关不痛，恐滋蔓骨槽等变，殊非易治。

羚羊角　元参　磁石　甘菊花　细生地　牛蒡子　制僵蚕　菖蒲　钩钩　葱白头

某　舌根边僵木不痛，已经数月，防变舌疳。

此属心脾郁火。

治以清养营阴，稍参苦降。

鲜生地　川连　元参　丹参　麦冬　生甘草　丹皮　桔梗

又　川连三分　蒲黄一钱　冰片二分　五灵脂一钱　人中白四分，煅

上味共研细末，吹舌根。

吴　暑热蒸迫，心火暴甚。喉舌肿痛，及今旬日，势防成脓。

用凉膈散加犀、羚，解上焦以泄君火之燔。

牛蒡子　犀角　连翘　焦山栀　生军水浸　大贝母　元明粉　竹叶　芦根　薄荷

又　消管丸。

胡黄连一两　刺猬皮一两，炙　象牙屑一两　五倍子一两，炙　蟾酥酒化，三钱　陈硬明角灯二两，炙

上药为末，炼蜜丸。用上好雄精三钱，泛上为衣。每朝三钱，金银花汤送下。

渊按：方极佳。唯蟾酥大毒走窜之品，每日服分余，未知可否。减半则稳当矣。

此治外症久而成管者。

某　足丫碎烂，南方湿热之常病也。

患者甚多。

今足指碎烂，掌心皮厚而燥，非徒湿热，血亦枯矣。

经云：手得血而能握，足得血而能步。

碎烂不愈，恐成风湿。

夫治风先治血，血行风自灭；祛湿先治脾，脾旺湿自绝。

所谓治病必求其本也。

制首乌　丹参　当归　防风　苡仁　怀山药　茯苓　萆薢　豨莶草　红枣　三角胡麻

周　咳吐臭痰，已延三月。脉数而虚，其阴已伤。

面白无华，饮食渐减，肺失所恃，防成肺痿。

沙参　黄芪　麦冬　白芨　茯苓　元参　大生地　杏仁　百合　芦根尖

又　咳痰腥臭，面色青晦，脉数而虚，纳谷大减。

此木火乘金，金伤及土，脏气克贼，恐延不治。

北沙参　桑白皮　麦冬　苡仁　茯苓　白扁豆　野茭根　橘红　紫菀　元参　芦根尖

杨　一阴一阳结，谓之喉痹。

一阴者，厥阴也；一阳者，少阳也。

相火寄于肝胆，君火一动，相火随炽，上炎灼金，痹喉之症作矣。

鲜生地　元参　麦冬　焦山栀　大生地　石决明　沙参　桔梗　生甘草　穞豆衣　梨肉

王　寒痰凝阻，颊车不利，高而肿硬，色白不红。此属阴寒骨槽，与色红身热者不同。

大熟地　麻黄　桂枝　秦艽　防风　制僵蚕　当归　白芥子

赵　脾虚湿热入络，两手指节手腕皆木肿。此乃鼓槌流痰，不易速愈。

黄芪　白术　防风　秦艽　川贝母　当归　茯苓

冯　脐风由乎脾肾湿热而成。今腹痛便泄，先运其中。

白术　赤芍　茯苓　陈皮　木香　当归　六神曲　龙齿　砂仁

某 营行脉中，卫行脉外。

体肥湿胜之人，卫恒虚冷，营多盛热。

故肥人当暑，往往肌肤常冷，而易生外疡也。

疡发背脊三候，内脓已结，外腐未透。

营中之火极炽，卫弱失于敷布，不能引血化腐，载毒外出，渐显内陷之机，颇为可虑。

非温不能助卫阳以鼓舞，非清不能解营热以化毒。

经曰：血实宜决之，气虚宜掣引之。

此法是矣。

黄芪附子煎汁，炒　鲜生地　穿山甲　地丁草　连翘　皂角刺　制僵蚕　金银花

另以三角风熏。

渊按：三角风，未详是否三角胡麻。

赵 咽喉肿及上腭，的属喉痈。

汤水难咽，痰多便闭。

症交四日，邪火炽张。

秀翁主以清化涤痰，极是。

鄙意竟用凉膈散通彻表里，尤为简净。

仍候裁正。

凉膈散加牛蒡子、桔梗、芦根。

仁渊曰：欲为疡科名家，须多读内科方书。

盖外科之难治，在内伤阴证。

然亦不外表里阴阳虚实寒热八字。

能明此八字，生死难易，胸中自然了了。

夫人身营卫，环周不息，一有壅逆，即肿硬作痛，而生外疡。

外科书分五善七恶，以定吉凶，无非在阴阳两字推求。

谓五善不宜少四,七恶不宜有三。

阳多即吉，阴盛即凶。

若善恶兼见，可死可生，是在善治者得治则生，失治则死。

即奇怪之证，方书师传所未及，苟学问精深，定其六经部位，审其阴阳虚实，生死吉凶，胸中自有把握。而膏丹敷掺之药，宜不吝金钱，诚心虔制，自可应手取效。盖有形迹可求，较内科有捉摸耳。若手法刀法须有师传，否恐动手便错，及至回头，其人已吃亏不小矣。